피로 해방

Break Free

피로 해방

지치지 않는 내 몸을 위한 미토콘드리아 회복법

가정의학과 전문의 박선영 지음

from Fatigue

반니

당신의 피로가
사라지지 않는 이유

"아침에 눈뜨면서부터 하루 종일 피곤해요."

"머리가 멍하고 집중력이 떨어져요."

"나이를 먹어서 그런지 운동해도 살이 계속 찌네요."

"몸에 좋다는 것만 먹는데 왜 체력이 떨어질까요?"

오늘도 많은 분이 이런 걱정 속에서 건강 검진센터를 찾습니다. 혹시나 큰 병이 든 건 아닐까 염려도 하고, 운동 부족이나 식단 관리 실패를 두고 매번 작심삼일을 했던 자기 의지력을 탓하기도 하면서 말이죠.

건강이 중요하다는 사실은 우리 모두 잘 알고 있습니다. 단순한 신체적 안녕을 넘어서, 인생 전반의 활력과 행복을 좌

우하는 기본적이면서도 가장 중요한 부분이니까요. 그러면서
도 많은 사람이 바쁜 일상에 쫓겨, 혹은 당장 불편함이 없다는
이유로 건강 관리의 중요성을 놓치고는 합니다. 그러다가 문득
건강 검진에서 병을 진단받거나, 몸에 이상 신호가 온 뒤에야
후회하면서 부랴부랴 건강을 돌보는 경우가 대부분이지요.

의사인 저도 예외는 아니었습니다. 가정의학과 전문의, 건
강 검진센터 의사로서 10년 넘게 5만 명이 넘는 환자들을 돌
보면서, 매번 건강 문제에 신경 쓰라며 일침을 놓곤 했죠. 정작
제 몸의 건강은 뒤로 미루면서, 다른 분들에게 충고하고 있던
겁니다. 젊었을 때는 조금 무리해도 괜찮았어요. 하지만 점점
나이가 들면서, 특히 출산 후 찾아온 변화는 충격이었습니다.
급격히 늘어난 체중은 좀처럼 관리가 되지 않았고, 아무리 애
써도 피로가 사라지지 않았지요.

그런데도 정작 건강 검진에서는 별다른 이상을 찾을 수 없
었습니다. 당황스러웠어요. 식단을 조절하고 운동량을 늘리는
노력에도 불구하고 몸 상태는 좀처럼 나아지지 않아 큰 좌절
감과 우울감까지 느꼈죠. 그제야 제가 일하면서 만났던 많은
분의 호소를 절실하게 공감했습니다.

아마 저뿐만 아니라 많은 분이 비슷한 경험을 가지고 계실

겁니다. 아무것도 안 한 것이 아니라 매번 열심히 하고도 실패했기에, 더 지치고 혼란스러우시겠죠.

이렇게 반복되는 실패의 원인을 이해하고 만성피로를 궁극적으로 개선하려면, 이제 본질적인 부분을 살펴야 합니다. 그냥 무턱대고 운동하고 몸에 좋다는 음식만 챙겨 먹는 것이 아니라, 바로 몸속에서 에너지가 만들어지고 사용되는 방식 자체, 에너지 시스템을 점검해야 하는 것이죠. 그 시스템의 이름이 바로 '미토콘드리아'입니다.

이 책에서 우리는 만성피로를 근본적으로 해결하고, 건강과 활기를 되찾기 위해 미토콘드리아를 집중적으로 살펴볼 것입니다. 우리 몸속 미토콘드리아가 활기를 되찾으면, 당장 매일 아침 눈을 뜰 때부터 피로감 대신 개운하고 상쾌한 기분으로 하루를 시작할 수 있습니다. 하루하루 삶의 질 자체가 완전히 달라지죠.

바로 제가 그 증인입니다. 의사인 저 역시 만성피로의 근본 원인이 미토콘드리아라는 것을 깨달은 뒤에야, 의학적인 도움과 정확하면서도 꾸준한 생활 습관 개선을 통해 미토콘드리아 활성화에 집중할 수 있었습니다. 그 결과, 지금은 건강하게 원래 몸무게를 되찾고, 잃었던 활력과 기력도 모두 회복할 수 있었지요. 미토콘드리아 관리의 중요성을 단순히 이론이 아니라 제 몸으로 생생하게 경험하고 나니, 이제는 그 중요성과 제대로 된 관리 방법을 더 많은 분과 나눠야겠다는 강한 책임감이 들었습니다.

여러분은 어떤가요? 혹시 우리 몸이 계속해서 보내온 작은 신호들을 무심코 지나치고 계시지는 않은가요? 앞서 말한 것처럼, 우리 몸의 활력과 건강을 결정하는 놀라운 비밀은 바로 미토콘드리아라는 작은 세포 기관에 숨어 있습니다.

미토콘드리아는 그야말로 우리 몸 모든 세포에 있는 '에너지 발전소'입니다. 우리가 숨을 쉬고, 움직이고 활동하며, 심지어 생각하는 과정에서 사용되는 에너지를 모두 생산하는 기관이지요. 최근 연구들은 미토콘드리아의 기능 저하가 만성피로와 대사 질환, 신경 퇴행성 질환은 물론, 체중 증가, 수면 장애, 심지어 불임과 같은 광범위한 건강 문제에 지대한 영향을 미친다고 보고합니다.

물론 이러한 문제들은 유전이나 환경, 생활 습관 등 다양한 요인이 복합적으로 작용해서 일어나기에, 미토콘드리아 문제만이 유일한 원인이라고 할 수는 없습니다. 하지만 세밀한 검사를 통해서도 피로나 건강 문제에 별다른 명확한 원인을 찾지 못했거나, 혹은 다른 원인이 이미 밝혀졌어도 개선이 쉽지 않은 경우, 미토콘드리아 건강에 신경을 쓰면 그런 증세를 크게 개선하는 데 큰 도움이 될 겁니다. 바로 제가 경험한 것처럼 말이지요.

이 책은 크게 2부로 구성되어 있습니다.

먼저 1부는 이론 편입니다. 우리가 왜 충분히 잠을 자고 쉬어도, 식단을 잘 관리해도, 운동을 꾸준히 해도, 피로가 회복되고 기력이 돌아오지 않는지 미토콘드리아를 중심으로 살펴보려고 합니다. 최신 의학 논문과 임상 연구를 바탕으로 미토콘드리아가 우리 몸에 얼마나 중요한 존재이며 건강에 구체적으로 어떤 영향을 미치는지, 최신 치료법은 무엇인지 살펴보겠습니다.

2부에서는 앞에서 살펴본 이론을 바탕으로 일상에서 미토콘드리아 기능을 개선하고 잘 관리할 수 있는 구체적이고 실용적인 방법들을 쉽고 명확하게 알려드리고자 합니다. 바로 제가 몸으로 직접 터득한 것들입니다. 당장 마트에 가서 장을 보는 방법부터 한 끼 식단을 제대로 꾸리는 방법까지 '이렇게 자세히 알려준다고?' 하는 생각이 들 만큼 하나하나 알려드리겠습니다.

목표는 하나입니다. 미토콘드리아 시스템을 중심으로 우

리 몸의 건강을 하나부터 열까지 철저하게 점검함으로써, 여러분이 만성피로에서 벗어나고 체중을 건강하게 감량하며 대사질환이나 신경질환, 불임 등 다양한 건강 문제를 예방하고 치유하는 놀라운 변화를 경험하기를 바랍니다.

물론 이 책의 목표가 전문가의 역할까지 완전히 대체하려는 것은 아닙니다. 구체적인 질병의 진단, 치료 또는 예방을 위해서는 전문가의 의학적 조언이 필수죠. 다만 이 책에 담긴 정보들을 충분히 숙지하고 일상에서 현명하게 활용한다면, 여러분의 몸속 작은 발전소인 미토콘드리아를 어렵지 않게 활성화하고 이전과는 확연히 다른, 건강하고 활기찬 삶을 누리는 데 도움이 되리라 확신합니다.

이 책을 이렇게 활용해 보세요

처음부터 한꺼번에 많은 것을 바꾸려고 하지 마세요.

이미 충분히 노력해왔고, 그래서 더 답답하고 지쳐 있다는 것을 알고 있습니다.

미토콘드리아의 건강을 회복하는 일은 일시적 노력이 아니라, 지속되는 생활 습관을 들이는 것이 중요해요.

그러기 위해서는 먼저 미토콘드리아의 중요성을 깨닫고, 스스로 동기 부여가 되어야 합니다. 그 뒤에 나에게 맞는 방법을 찾아야 하죠.

무엇을 먹고 무엇을 줄여야 하는지, 어떤 행동이 도움이 되고, 어떤 습관을 멀리해야 하는지, 하나씩 점검하면서 좋은 쪽으로 바꿔가는 겁니다.

여기 소개되는 모든 방법에 따를 필요는 없습니다.

당장 내가 할 수 있는 것을 하나둘씩 해보면서 최선의 방법을 찾는 것이 중요합니다.

내 몸의 시스템을 이해하고, 조금씩 건강하게 만드는 것. 이 책의 목표는 오직 그것뿐입니다.

처음부터 순서대로 읽어도 좋고, 필요하다면 마음에 드는 장부터 펼쳐 읽어도 좋습니다.

지금까지 여러분이 느껴왔던 이 지긋지긋한 피로와 건강 문제는 단지 의지 부족이나 나이 탓이 아니며, 원인도 알 수 없고 바꿀 수도 없는 문제도 아닙니다.

작지만 지속적인 실천만으로도 분명히 나아지고 바뀔 수 있다는 것을, 이 책을 통해 확인하시길 바랍니다.

자, 그러면 지금부터 내 몸속 작은 발전소와의 흥미로운
여행을 시작해 볼까요?

차 례

1부

미토콘드리아는
왜 중요할까?

이론편

1장

지금 내 몸의 에너지가 새고 있다

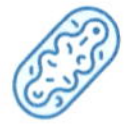

혹시 최근에 다음과 같은 증상들을 경험했거나, 그로 인해 병원을 방문한 적이 있나요?

- 원인 불명의 두통이나 편두통으로 고생했다.

- 밤에 잠들기 어렵거나, 자고 일어나도 개운치 않다.

- 왠지 모르게 기분이 가라앉고 우울감을 느끼거나, 집중력이나 기억력이 예전 같지 않다.

- 속이 더부룩하고 답답하며, 변비가 잦다.

- 점점 청력이 약해지거나 귀에서 윙윙거리는 이명이 들린다.

- 유독 탈모가 심해지거나 새치가 급격히 늘었다고 느낀다.

- 난임 또는 불임으로 인해 어려움을 겪고 있다.

- 건강 검진에서 고지혈증이나 당뇨병 위험이 있다고 들었다.

- 얼굴에 기미나 백반증 같은 피부 문제가 생겼다.

"에이, 요즘 세상에 저런 증상 한두 개 없는 사람이 어디 있어" 하고 가볍게 넘기실 수도 있을 겁니다. 하지만 별것 아닌 것처럼 보이는 이런 증상들이 여러 개, 오랫동안 지속되고 있다면 그대로 방치해서는 안 됩니다.

이러한 질병들은 우리의 일상을 조금씩 갉아먹습니다. 유전, 환경, 생활 습관 등 그 원인은 매우 다양하겠지만, 생각하지도 않았던 미토콘드리아의 기능 저하가 주요한 원인일 수도 있지요. 만약 전문의와 상의해서 정밀 검사를 받아도 '특별한 이상은 없다', '스트레스성 질환'이라며 뚜렷한 원인을 찾지 못하거나 약을 먹고 치료를 받아도 증상이 좀처럼 개선되지 않았다면, 이제는 미토콘드리아가 보내는 'SOS 신호'를 하나씩 점검할 필요가 있습니다.

먼저 질문을 하나 드리겠습니다. 우리 몸속에서 엔진은 어디에 있을까요? 아마 많은 분이 심장이라고 대답하실 것 같은데요. 사실 우리가 사용하는 에너지를 실제로 만들어내는 곳은 심장이 아닙니다. 바로 우리 몸을 구성하는 아주 작은 세포 하나하나 안에 들어 있는 미토콘드리아라는 작은 기관이 에너지 발전소로서 기능하고 있지요.

우리 몸의 에너지 생산 구조

"그렇게 말라서야 무슨 힘을 쓰겠어?"

우리는 너무 마른 사람을 보며 이렇게 말하고는 합니다. 반대로 체격이 있고 살집도 어느 정도 있는 사람을 보면 힘을 잘 쓸 수 있을 거라고 생각하죠. 우리 몸속에 지방이나 탄수화물 같은 영양소가 충분히 쌓여 있으면, 그에 비례해서 사용할 수 있는 에너지도 충분히 저장되어 있을 거라고 착각하는 겁니다.

그러나 엄밀히 말해 둘은 인과관계가 아닙니다. 우리가 음식을 통해 지방과 탄수화물 등은 에너지를 만들어내는 '연료'가 될 수 있을 뿐, 지금 당장 우리 몸이 사용할 수 있는 '에너지'는 아니기 때문입니다.

둘은 무엇이 다를까요? 우리는 흔히 기운이 없을 때 "배터리가 방전됐다"라고 표현합니다. 예를 들어 한 시간 넘게 러닝머신 위를 달리고 나면, 몸속 에너지를 전부 소모한 것처럼 지칩니다. 또는 너무 바빠서 종일 식사를 거르게 되면, 당장 쓰러질 것처럼 심한 허기를 느끼지요. 하지만 이러한 순간에도 우리 몸속의 배터리는 에너지가 다 닳은 상태라고 말할 수 없습니다.

사실 웬만큼 굶어서 정말로 기아 상태가 되지 않는 한, 오늘날 현대인의 몸속에 연료는 차고 넘칠 만큼 저장되어 있습니다. 겨우 한두 끼 굶는 건 건강에 전혀 문제가 안 될 정도로 말이죠. 그런데 왜 우리는 몸에 기운이 없다고 느낄까요? 문제는 연료의 양이 아니라, 그 연료를 우리 몸에 필요한 곳에 사용할 수 있는 에너지로 바꾸는 시스템에 있습니다.

음식을 섭취하는 일은 연료를 모으는 것과 같습니다. 그렇게 저장된 연료를 태워서 발전소를 열심히 작동시켜야 에너지를 생산할 수 있죠. 바로 그 발전소 역할을 맡고 있는 것이 미토콘드리아입니다. 따라서 미토콘드리아가 제 기능을 하지 못하면, 아무리 연료가 많이 있어도 정작 쓸 수 있는 에너지가 부족해서 온몸에 기운이 없다고 느끼는 것입니다.

실제로 미토콘드리아가 만들어낸 에너지, 즉 우리 몸속에 저장되어 있는 ATP 에너지(Adenosine Tri-Phosphate, 고에너지가 저장되어 있는 분자로, 모든 생물체는 이를 분해하여 생기는 에너지로 활동한다)의 총량은 고작 몇 초에서 수십 초 분량에 불과합니다. 평소에 아무리 많은 음식물을 섭취하더라도 말입니다. 왜 그럴까요?

먼저 ATP 에너지가 무엇인지 간단히 살펴보겠습니다. ATP는 미토콘드리아가 만들어내는 분자로서 세포 내에서 에너지를 저장하고 운반하는 역할을 맡고 있습니다. 고에너지 인산 결합을 하고 있어서, 모든 생명체는 평소 이 분자를 몸속에 잘 저장해두었다가 필요할 때마다 사용함으로써 생명 활동을 이어가는 것이지요.

만약 지금 당장 우리 몸의 모든 미토콘드리아 공장의 가동이 멈춘다면 어떻게 될까요? 얼마 지나지 않아, 우리 몸의 시스템은 배터리가 완전히 나간 스마트폰처럼 꺼져버리겠죠. 설령 아무리 많은 ATP 에너지가 몸속에 저장되어 있다고 하더라도 말입니다. 애석하게도 우리 몸은 에너지가 많을 때 쌓아두고 쓸 수 있는 구조가 아니라, 매 순간 만들어서 즉시 쓰는 구조, 즉 '버는 즉시 소비하는 시스템'이기 때문입니다.

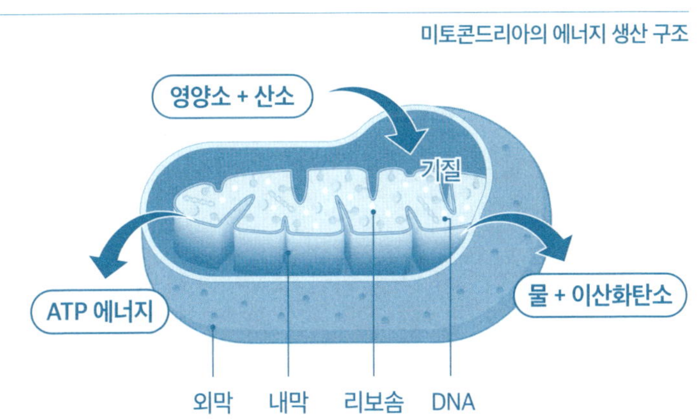

에너지가 많은 곳에서 부족한 곳에 나눠줄 수 있다면 좋으련만, 우리 몸은 필요한 자리마다 에너지 생산 부품과 공장을 직접 두는 걸 선택했습니다. 생산된 에너지를 다른 지역으로 송전할 수 없죠. 그 대신 온몸 구석구석 각각의 세포 안에는 미토콘드리아라는 작은 발전소들이 설치되어 있습니다. 이 기관들이 연료를 받아 그 자리에서 바로 에너지를 만들어 사용하는 것이지요. 커다란 중앙 발전소 하나에 의존하는 방식이 아니라, 다양한 소형 발전기가 각 지역(세포)에 분산된 구조에 가깝다고 할까요.

미토콘드리아 건강 관리가 중요한 이유

무려 37조 개나 되는 세포가 선택한 '실시간 현지 생산 및 소비' 구조는 얼핏 비효율적으로 느껴질 수도 있습니다. 그냥 미리미리 생산해서 넉넉하게 저장해 두었다가 쓰면 훨씬 편하지 않을까요?

하지만 곰곰이 생각하면, 이런 방식이 우리 몸이 활동하고 에너지를 사용하는 데 훨씬 정교하고 효율적인 방식이란 걸 알 수 있습니다. 에너지가 필요한 세포가 직접 미토콘드리아를 가동하여 활동량에 맞춰 실시간으로 생산하면, 만들어진 에너지는 어떠한 손실 없이 곧바로 사용될 수 있기 때문입니다. 우리 몸은 약간의 위험을 감수하는 대신, 실시간 현지 생산이라는 에너지 효율성의 극치를 택한 것이지요.

이러한 '실시간 현지 생산' 원리 때문에 미토콘드리아의 기능 저하는 전신에 걸친 증상으로 뚜렷하게 드러나는 게 아니라, 에너지를 가장 많이 소모하는 부위부터 그 신호를 보내기 시작합니다. 마치 국가적인 전력 부족 사태가 발생했을 때, 에너지를 가장 많이 소비하는 대형 공장부터 불이 꺼지는 것과 같은 이치입니다.

그래서 일반적으로는 24시간 쉼 없이 가동되는 뇌와 심장, 근육 같은 핵심 장기들이 가장 먼저 타격을 입게 됩니다. 다만 실제 '정전' 신호가 나타나는 지점은 사람마다 차이가 있습니다. 유전적으로 특정 장기의 미토콘드리아 효율이 낮게 타고났을 수도 있고, 혹은 잘못된 식단이나 과도한 스트레스로 특정 부위에 이미 과부하가 걸려 있을 수도 있기 때문이지요. 결국 누군가에게는 머릿속에 안개가 잔뜩 낀 듯한 브레인 포그 증세로, 또 다른 누군가에게는 통증이나 소화 불량 증세로, 또 누군가에게는 만성피로로, 그 양상이 다르게 나타나는 이유가 여기에 있습니다.

결론적으로 미토콘드리아의 건강을 관리한다는 것은, 내 몸에서 가장 에너지가 절실하면서도 동시에 가장 약해져 있는 곳부터 지켜내고 복구하는 일입니다.

미토콘드리아 연비 개선으로 활기찬 인생을!

당연한 말이지만, 우리가 움직이고 음식을 소화하고 심지어 숨 쉬고 생각하는 데에도 모두 에너지가 듭니다. 그리고 우리가 섭취한 음식물을 연료로 써서 몸이 활용할 수 있는 에너지를 생산해 공급하는 기관이 바로 미토콘드리아이지요.

따라서 미토콘드리아를 에너지 발전소라고 말하는 것은 단순히 이해를 돕기 위한 비유가 아닙니다. 우리가 만성피로에서 해방되어 활기찬 하루를 보내길 바란다면, 즐겁게 일하고 활동하고 맛있는 음식을 즐기려면, 미토콘드리아 '발전소'가 제대로 작동해야 합니다.

자동차를 예로 들어봅시다. 우리 몸의 모든 기관이 영영 갓 출시된 새 자동차처럼 쌩쌩하게 돌아가면 좋겠지만, 시간이 지나면 자연스레 각 부품이 노후화되고 연비가 떨어지면서 성능도 떨어지기 마련입니다. 그렇게 연비가 떨어진 자동차에는 다음과 같은 문제들이 발생합니다.

- 연료의 품질이 문제일 수도 있고,
- 연료를 전달하는 라인이 막혔을 수도 있고,
- 엔진 제어 시스템이 어긋났을 수도 있으며,
- 브레이크가 계속 걸려 있거나,
- 엔진 자체가 노후화되었을 가능성도 있습니다.

우리 몸도 이와 마찬가지로 다음과 같은 문제들을 겪게 됩니다.

- 포도당을 제대로 쓰지 못하면, 인슐린 저항성이 생겨, 연료가 남아도 힘이 나지 않습니다.
- 지방을 연료로 전환하지 못하면, 지구력은 떨어지고 체중이 쉽게 늘어납니다.
- 혈관의 흐름이 나빠지면, 미토콘드리아가 제대로 성능을 발휘할 수 없습니다.
- 호르몬 신호나 자율신경의 균형이 어긋나면, 에너지를 만들어도 제대로 쓰지 못합니다.
- 만성 염증이나 산화 스트레스는 계속해서 브레이크를 밟는 것과 같

이 중 하나가 문제인 경우도 있지만, 대부분 여러 원인이 복합적으로 겹쳐서 연비를 떨어뜨립니다. 검진을 해도 문제의 원인이 잘 찾아지지 않고, 몇몇 처방만으로 증세가 빠르게 호전되지 않는 이유입니다.

다행히 희망적인 소식은 있습니다. 미토콘드리아는 잘만 관리하면 언제든 활기를 되찾는다는 것이지요. 지금이라도 조금씩 생활 방식을 바꾸면, 노화되어 거의 잠들어 있던 에너지 시스템을 다시 깨워서 우리 몸의 연비를 획기적으로 개선할 수 있습니다.

우리 몸속 멀티플레이어

미토콘드리아는 이처럼 에너지를 만드는 핵심적인 역할 외에도 다양한 기능을 수행합니다. 세포가 건강하게 유지되도록 돕고, 신진대사를 조절하며, 세포를 깨끗하게 청소하는 기능도 담당하지요.

여담이지만 미토콘드리아는 매우 작은 크기에도 불구하

고, 놀랍게도 독자적으로 유전자를 가지고 있습니다. 마치 세균과 유사하게 단세포 생명체의 구조를 띠고 있는데, 어찌 보면 우리 인간과는 일종의 공생 관계를 맺고 있다고도 볼 수 있습니다.

이렇게 중요한 미토콘드리아의 기능이 저하되면 단순히 일상생활이 불편해지는 걸 넘어서, 다양한 질병을 일으키는 원인이 됩니다. 예를 들어, 미토콘드리아 기능 이상은 인슐린 저항성을 유발하여 당뇨병이나 비알코올성 지방간과 같은 대사질환의 원인이 되기도 하며, 최근에는 알츠하이머병이나 파킨슨병과 같은 신경 퇴행성 질환의 발병 기전에도 미토콘드리아의 역할이 중요하다고 밝혀지고 있습니다. 그렇다면 어떻게 해야 미토콘드리아의 기능을 개선해 활력을 되찾고 건강을 되찾을 수 있을까요?

먼저 미토콘드리아의 역할부터 살펴봅시다. 앞에서 말한 것처럼, 미토콘드리아는 밥이나 빵, 고기, 채소, 과일과 같은 음식물을 글리콜리시스, TCA 회로, 산화적 인산화 같은 다양한 대사 경로를 통해 에너지로 만듭니다. (다소 전문적이고 어려운 내용이어서 여기서는 그냥 넘어가겠습니다.)

한 가지 흥미로운 점은, 오늘날 하이브리드 자동차가 휘발유와 전기 같은 연료를 상황에 따라 효율적으로 사용하는 것처럼, 미토콘드리아 역시 아주 오래전 지구상에 생명체가 존재하기 시작했을 때부터 놀라운 하이브리드 시스템을 갖추고 있었다는 사실입니다.

미토콘드리아는 포도당, 지방, 단백질을 다양하고 유연하게 연료로 활용합니다. 미토콘드리아 안에는 다양한 효소와 수송체가 준비되어 있어서, 상황에 따라 가장 적합하고 효율성이 좋은 연료를 선택해 에너지를 생산하죠. 예컨대, 우리가 밥이나 빵을 먹게 되면, 그 안에 있는 탄수화물 성분으로 포도당이라는 주 연료를 만듭니다. 이는 마치 하이브리드 자동차의 휘발유처럼 미토콘드리아에서 가장 먼저 가장 빠르게 에너지로 전환됩니다. 우리 몸의 핵심 에너지원이죠. 갑자기 힘을 내거나 빠르게 움직일 때 이 포도당은 아주 중요한 역할을 하는 것입니다.

하지만 오랫동안 활동해야 하거나 에너지가 꾸준하게 필요할 때는 지방이 훌륭한 보조 연료가 됩니다. 하이브리드 자동차의 전기 배터리처럼 지방은 포도당보다는 천천히 연소하지만, 훨씬 더 많은 에너지를 저장하고 있습니다. 우리 몸에 오랫동안 꾸준하게 힘을 공급할 수 있지요. 마치 장거리 운전을 할 때 전기 모터와 함께 휘발유 엔진이 효율적으로 작동하는 것과 같다고 할까요.

심지어 단백질 또한 비상시에는 연료로 사용될 수 있습니다. 평소에는 우리 몸의 조직을 만들고 유지하는 데 주로 사용되지만, 에너지 공급이 부족한 상황에서는 미토콘드리아가 단백질을 분해하여 에너지를 얻기도 합니다.

미토콘드리아의 건강이 곧 내 몸의 건강

지금까지 살펴본 것처럼, 미토콘드리아는 우리 몸의 특정 기관에만 분포해 있지 않습니다. 우리 몸속 거의 모든 세포 안에, 마치 붙박이 가전제품처럼 쏙쏙 자리 잡고 있습니다. 물론 어떤 세포에 자리 잡고 있느냐에 따라 그 수는 저마다 다릅니다. 에너지를 많이 쓰는 동네(세포 종류)의 발전소(미토콘드리아)는 그러지 않은 곳보다 훨씬 더 크고 많은 발전소가 세워져 있기도 하죠. 예를 들어, 끊임없이 움직이는 근육 세포, 복잡한 생각을 담당하는 신경 세포, 그리고 우리의 생명이 유지되는 동안 평생 쉬지 않고 뛰어야 하는 심장 근육 세포에는 당연히 미토콘드리아가 더 많습니다.

어떤 분은 이런 상상을 하실 거예요. "내 몸속 미토콘드리아가 지방을 좀 더 열심히 태워서 뱃살 좀 쏙 빼주면 얼마나 좋을까?” 하고요. 물론 그럴 수 있다면 좋겠지만, (저 역시 간절히 바랍니다!) 미토콘드리아가 어떤 연료를 사용할지는 우리 생각대로만 되지 않습니다. 하이브리드 자동차가 어떤 상황에서 휘발유를 쓰고 전기를 쓸지 스스로 판단하는 것처럼, 미토콘드리아도 여러 요인을 고려해서 연료를 선택하고 조절합니다. 세포가 얼마나 많은 에너지를 필요로 하는지, 주변에 어떤 영양소(연료)가 풍부한지, 그리고 우리 몸에서 보내는 '에너지 사용 지침(호르몬 신호)' 같은 다양한 신호에 따라, 미토콘드리아는 포도당, 지방산, 아미노산 중에서 가장 적절한 에너지원을 유연하게 골라 씁니다.

예를 들어, 인슐린이라는 호르몬이 분비되면 미토콘드리아는 주 에너지로 포도당을 사용하며, 지방산의 사용은 잠시 멈춥니다. 하지만 글루카곤(펩타이드 호르몬으로 체내 혈당이 기준치 이하로 내려갈 경우에 분비되어 혈당량을 높인다)이나 AMPK(AMP-activated protein kinase, 우리 몸의 에너지 균형을 관리하는 단백질로 활성화되면 지방을 분해시키고 에너지 소비를 촉진한다)라는 특별한 효소가 활성화되면, 이번에는 지방산을 열심히 태우고 포도당의 사용을 줄이기도 하죠. 우리 몸의 호르몬 분비와 대사를 조율하는 오케스트라 지휘자 같다고 할까요?

이처럼 미토콘드리아라는 작은 에너지 발전소는 우리 몸

이라는 복잡한 시스템을 유지하고 관리하는 데 필요한 다양한 임무를 수행합니다. 이러한 작업이 제대로 이루어지지 않으면, 몸의 연비가 나빠져 만성피로에 시달리게 되고 건강과 활력에 심각한 문제가 발생하죠.

그럼 다음 장에서는 미토콘드리아가 에너지 생산 외에 어떤 중요한 역할을 하며, 그 기능에 이상이 생겼을 때 우리 몸에 어떤 문제가 생기는지 알아보겠습니다.

2장

미토콘드리아는 대체 무슨 일을 할까?

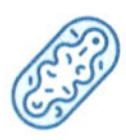

최근 연구들은 미토콘드리아가 단순히 에너지 생산만 담당하는 것이 아니라, 건강과 질병 문제 전반에 걸쳐 깊고 폭넓게 관여한다는 사실을 밝히고 있습니다. 물론 미토콘드리아 기능 이상만이 여러 질병의 원인이라고 단정할 수는 없지만, 다른 요인과 함께 작용하거나 질병에 상당한 영향을 미치고 있다는 점은 분명합니다. 그렇다면 이 작은 발전소에 도대체 어떤 기능들이 있기에, 이렇게 다양한 증상과 밀접하게 연결되어 있을까요?

에너지 발전소를 효율적으로 운영하기 위해서는 여러 가지 자체 시스템이 필요할 겁니다.

- 연료를 저장하고 관리하는 시스템
- 발생한 폐기물을 안전하게 처리하는 장치

- 각 설비 간의 원활한 소통을 위한 통신망

- 오래된 설비를 보수하고 새로운 부품을 생산하는 자체 공장

미토콘드리아 역시 마찬가지입니다. 그러면 이런 다양한 기능들이 우리 몸의 건강과 생명 유지에 얼마나 중요한 역할을 하는지 자세히 알아보겠습니다.

세포 공장의 만능 제작소

미토콘드리아는 연료를 써서 에너지를 생산하는 기능만 하지 않습니다. 컨베이어 벨트를 거꾸로 돌리듯, 정반대로 에너지를 다시 연료로 만들기도 하지요. 이 작은 발전소 내부를 자세히 살펴보면, 정말 다양한 부품으로 구성되어 원료도 스스로 만들어내는 복잡한 시스템을 갖추고 있다는 걸 알 수 있습니다. 마치 세포라는 공장 전체를 움직이는 데 필요한 각종 핵심 부품을 자체적으로 생산하는 만능 제작소와 같은 역할도 하는 것이죠.

이러한 과정을 통해 단백질과 지방의 기본 단위인 아미노산과 지방산을 합성하고, 에너지 대사의 중요한 물질인 포도당

을 만드는 데에도 약간의 도움을 줍니다. 더 나아가, 생명의 설계도라고 할 수 있는 유전물질인 DNA나 RNA의 기본 단위인 뉴클레오티드까지 만들어낼 수 있으며, 혈액 속 산소 운반 트럭이자 적혈구의 핵심 부품인 HEME 분자(헤모글로빈을 구성하는 핵심적인 요소로 산소 운반 외에도 에너지 대사와 해독 등의 각종 생리 기능을 담당한다)를 합성하기도 합니다. 대단하지 않나요? 이처럼 미토콘드리아는 세포 운영에 필요한 다양한 핵심 물질을 스스로 생산하는 생합성 허브로서 놀라운 능력을 발휘하고 있습니다.

이러한 미토콘드리아의 만능 제작소 기능에 이상이 발생한다면 어떤 문제가 생길까요? 특히 암세포는 이러한 미토콘드리아의 능력을 교묘하게 이용합니다. 마치 정상적인 발전소의 핵심 부품 공장을 불법적으로 점거한 테러리스트 세력처럼, 암세포는 빠른 성장과 증식에 필요한 막대한 에너지를 얻기 위해 미토콘드리아의 활발한 대사를 촉진합니다. 그뿐만 아니라, 미토콘드리아의 생합성 기능을 강탈하여 암세포를 구성하고 성장시키는 데 필요한 각종 재료를 끊임없이 공급받습니다. 이런 방식으로 암세포가 우리 몸의 다른 부위로 널리 퍼지는 것이지요. 따라서 암을 예방하기 위해서는 암세포가 이 핵심적인 기관인 미토콘드리아를 불법적으로 점거하고 악용하지 못하도록, 사전에 철저히 관리하고 보호해야 합니다.

세포 속 소통 전문가

우리 몸은 그 자체로 하나의 거대한 도시와 같습니다. 여러 세포와 기관이 서로 끊임없이 소통하고 교류하면서 생명을 유지하고, 외부의 환경 변화에 맞춰 대응하고 움직입니다. 이 모든 세포 활동이 질서 있게 이루어지려면 지시와 명령을 전달하는 통신 시스템이 필요합니다. 놀랍게도 매우 작은 크기인 미토콘드리아가 이런 중요한 소통 네트워크에서도 핵심적인 역할을 합니다.

칼슘은 세포 안에서 다양한 신호를 전달하는 중요한 메신저입니다. 흔히 뼈를 튼튼하게 하는 기능으로 알려졌지만, 세포 안에서는 근육 운동, 신경 전달, 호르몬 분비 등 여러 중요한 일들을 조절합니다. 마치 도시 곳곳에 정보를 전달하는 전령 역할을 하는 거죠. 미토콘드리아는 세포 안의 칼슘 농도가 너무 높아지면 빠르게 흡수하여 잠시 보관하고, 필요할 때 다시 내보냅니다. 이러한 칼슘 조절 능력 덕분에 신경 세포 간의 정보 전달이 원활하게 이루어지고, 근육이 부드럽게 움직일 수 있습니다. 발전소 내 통신망이 막히지 않도록 교통정리를 해준다고 할까요. 또한, 미토콘드리아 내부의 칼슘은 에너지 생산에도 영향을 미쳐서, 필요한 만큼 에너지를 만들게끔 조절하는 역할도 합니다.

만약 미토콘드리아가 이러한 칼슘 조절에 실패하게 되면 어떻게 될까요? 세포 간의 소통에 문제가 생기고, 심지어 세포가 스스로 파괴되는 상황도 발생할 겁니다. 실제로 이러한 미토콘드리아의 칼슘 조절 이상은 여러 질병을 불러옵니다. 최신 연구에 따르면 심부전, 알츠하이머병, 파킨슨병, 구강 편평 세포 암종과 같은 질병이 미토콘드리아의 칼슘 조절 기능 이상과 연관이 있다고 합니다. 통신망이 마비되면 도시 전체가 제대로 기능하지 못하는 것처럼, 세포 내의 소통 전문가인 미토콘드리아가 고장 나면 우리 몸 곳곳에 심각한 문제가 발생하는 것이지요.

세포 건강을 지키는 청소 시스템

발전소에서 에너지를 생산할 때 매연이 생기는 것처럼, 미토콘드리아 역시 연료를 태워 에너지를 만들 때 불가피하게

'활성산소'라는 일종의 매연이 부산물로 발생합니다. 활성산소는 이름 그대로 불안정한 산소 분자로서, 그 양이 적절하게 유지되면 세포 간의 신호 전달이나 성장 조절에 필요한 역할을 하기도 합니다. 하지만 그 양이 과도해지면 주변 정상 세포들을 공격하고 해치는 아주 골치 아픈 존재로 돌변합니다. 발전소에서 뿜어져 나오는 매연과 오수가 주변 환경을 오염시키는 것과 같지요.

다행히 미토콘드리아는 이러한 활성산소의 위협으로부터 세포를 보호하기 위해서 자체적인 청소 시스템, 즉 항산화 방어 체계를 갖추고 있습니다. 발전소가 내부에 정화 장치를 두어 유해 물질을 무해하게 바꾸는 것처럼, 미토콘드리아 내부에는 활성산소를 안전한 물질로 바꿔주는 특별한 효소들이 존재합니다.

그런데 이 청소 시스템에 문제가 생기면 어떻게 될까요? 이런 효소의 활동이 둔해지면, 당연히 활성산소는 제대로 처리되지 못하고 세포 내에 계속해서 쌓이게 됩니다. 그러다 보면 발전소의 폐기물 처리 장치가 고장이 나서 유해 폐기물이나 오수가 주변 지역에 흘러넘치는 것과 같은 심각한 상황이 초래되지요.

이렇게 과도하게 축적된 활성산소는 산화 스트레스를 유

발하여 세포막, DNA, 단백질 등 세포의 중요한 구성 요소들을 망가뜨립니다. 이러한 세포 손상은 노화를 촉진하는 주요 원인이 될 뿐만 아니라, 암, 심혈관 질환, 치매와 같은 신경 퇴행성 질환, 그리고 각종 염증성 질환과 같은 다양한 질병의 발생과 진행에 깊이 관여합니다. 따라서 미토콘드리아 내부의 활성산소와 이를 제거하는 항산화 시스템 사이의 균형을 유지하는 일은 우리 몸의 세포를 건강하게 지키는 데 매우 중요한 역할을 한다고 할 수 있습니다.

세포의 품질 경영 담당자

미토콘드리아도 끊임없이 일하다 보면 자연스럽게 낡고 고장이 나게 됩니다. 이렇게 제 기능을 못 하거나 손상된 미토콘드리아는 더 이상 에너지를 효율적으로 생산하지 못하고, 오히려 세포에 해로운 물질을 만들죠. 다행히 우리 몸은 이러한 불량 미토콘드리아를 신속하게 폐기하고, 새로운 건강한 미토콘드리아로 교체하는 엄격한 품질 관리 시스템을 갖추고 있습니다. 공장에서 수명이 다한 기계 부품을 즉시 교체하고, 정기적으로 시스템을 점검하면서 최적의 성능을 유지하는 것과 같습니다.

그뿐만 아니라, 세포 자체도 손상되거나 쓸모없게 되면 스스로를 정리하는 세포 사멸의 과정을 거칩니다. 이때에도 미토콘드리아는 중요한 역할을 합니다. 세포 사멸 과정을 조절하는 기능을 하는 거죠. 세포 사멸이라고 하면 왠지 무시무시한 느낌이 들지만, 세포 사멸이 적절하게 일어나야 노화되어 불필요하거나 위험한 세포들이 깨끗하게 제거될 수 있습니다. 그래야 우리 몸의 조직은 항상 건강한 상태를 유지할 수 있고, 질병 발생도 예방할 수 있지요.

하지만 유전적인 요인이나 환경적인 손상 등으로 이러한 자체 정화 시스템에 문제가 생기면 어떻게 될까요? 낡고 손상된 미토콘드리아나 불필요한 세포들이 제때 제거되지 못하고 우리 몸에 계속 쌓이게 됩니다. 결국 이러한 비효율적인 상태는 신경 퇴행성 질환, 심부전, 암, 대사 질환, 면역 질환, 노화와 같은 다양한 건강 문제로 이어집니다.

지금까지 우리 몸속의 멀티플레이어, 미토콘드리아의 놀라운 활약상을 살펴보았습니다. 이제 이 작은 기관이 우리 몸의 생명을 유지하는 일과 건강을 지키는 데 얼마나 크게 이바지하고 있는지 아시겠지요?

하지만 이렇게 중요한 역할을 하는 미토콘드리아는 다양한 원인에 의해 그 기능이 저하되거나 손상될 수 있습니다. 다음 장에서는 미토콘드리아의 건강을 위협하는 요인들은 무엇이며, 우리는 어떻게 이 작은 영웅들의 기능을 잘 유지할 수 있을지 알아보겠습니다.

3장

내 건강을 위협하는 다양한 요소들

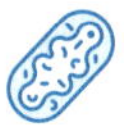

미토콘드리아가 아무리 똑똑한 시스템을 갖추고 있어도 다양한 외부 요인으로 인해 그 기능이 저하될 수도 있습니다. 그중에는 노화처럼 우리 의지나 노력으로 바꿀 수 없는 요인도 존재하지요. 사실 미토콘드리아의 기능 저하가 노화의 한 원인이 되기도 하고, 반대로 노화 자체가 미토콘드리아의 기능을 떨어뜨리기도 합니다.

미토콘드리아는 평생 끊임없이 분열하고 다시 합쳐지면서 활력을 유지합니다. 하지만 나이가 들면, 이러한 역동적인 활동이 점점 줄어듭니다. 미토콘드리아의 수와 크기가 감소하고, 에너지 생산의 핵심 공간인 내막의 주름 구조(크리스타)도 펴지면서 제대로 된 기능을 못 하지요. 더 큰 문제는 미토콘드리아 자체가 가지고 있는 설계도(mtDNA)에 있습니다. 나이가 들면서 이 설계도에 점점 더 많은 오류가 축적되고, 그 결과 '발전소 부품들'이 잘못 만들어져 에너지 생산 효율이 점점 떨어지는 거죠. 낡은 부품을 수리하는 능력도 약해지고, 에너지를 만들 때 생기는 매연 같은 활성산소를 처리하는 항산화 시스템마저 잘 작동하지 않게 됩니다. 결국 노화한 미토콘드리아는 에너지도 제대로 만들지 못하고, 고장만 자꾸 일으키는 골칫덩어리로 변하게 됩니다. 이번 장에서는 이러한 문제를 일으키는 위협 요소를 중점적으로 살펴보겠습니다.

달콤하지만 치명적인 독, 고혈당

포도당은 우리 몸에 꼭 필요한 에너지 자원입니다. 하지만 그 섭취가 지나치면 독이 되고 맙니다. 특히 혈액 속 혈당이 지나치게 높아진 고혈당 상태는 미토콘드리아에게는 너무나도 혹독한 환경이 되지요. 마치 작은 에너지 발전소에 갑자기 감당할 수 없는 초고압 전류가 흐르는 것과 같다고 할까요. 과도한 포도당을 처리하느라 미토콘드리아는 기능에 과부하가 걸리고, 이 과정에서 활성산소가 에너지보다 훨씬 많이 만들어지는 악순환에 빠집니다.

게다가 고혈당 상태에서는 미토콘드리아가 건강하게 분열

하고 융합하며 활성을 유지하는 대신, 잘게 쪼개지는 분열 현상이 지나치게 많이 일어납니다. 이렇게 쪼개진 미토콘드리아는 에너지 효율이 떨어지고 활성산소는 더 늘어나죠.

원래 우리 몸에는 손상되거나 고장 난 미토콘드리아를 스스로 찾아내 깨끗하게 청소하고 제거하는 '미토파지(Mitophagy)'라는 자가 정화 시스템이 있습니다. 마치 발전소에 고장 난 부품을 자동으로 인식해 수거하고 버리는 스마트 청소 로봇이 있는 것과 같지만, 고혈당 상태에서는 이 중요한 미토파지 시스템마저 제대로 작동하지 못하고 둔해지고 맙니다. 결국 고장 난 미토콘드리아들이 세포 내에 점점 쌓여, 기능이 더욱 빠르게 떨어집니다. 이런 현상은 많은 에너지가 필요한 신장·심장·신경 조직에서 가장 두드러지게 나타납니다. 이것이 바로 당뇨병성 합병증을 일으키는 중요한 원인 중 하나입니다.

은밀하고 교활한 과당의 습격

여기서 한 가지 더 주의해야 할 것이 있습니다. 바로 과당입니다. 과당은 자연 상태인 과일이나 꿀에도 충분히 들어 있지만, 현대인은 과거에 비해 과당을 너무 쉽게 고농도로 섭취하고 있습니다. 바로 달콤한 음료나 가공식품에 들어 있는 액상과당의 형태로 말이지요.

과일 속에 있는 과당은 식이섬유와 다른 영양소들과 함께 섭취하기 때문에, 우리 몸에 흡수되는 속도가 그나마 조절됩니다. 하지만 정제된 액상과당은 이야기가 완전히 다릅니다. 특히 이 액상과당은 간에 있는 미토콘드리아의 지방 대사를 방해하고, 활성산소를 엄청나게 빠른 속도로 증가시킵니다. 결국 급격하게 체중이 느는 것은 물론, 지방간과 다양한 대사 질환의 위험을 높이는 주범이 될 수 있습니다. 탄산음료나 주스, 과일즙, 커피믹스 등을 통한 과당 섭취에 각별한 주의가 필요한 이유입니다.

혹시 매일 아침부터 오후까지 달콤한 커피나 과일 주스, 청량음료 등을 책상 위에 두고 계속 조금씩 마시는 버릇이 있으신가요? 어떤 분은 칼로리를 따지면서 '이 정도쯤은 괜찮겠지' 하실지도 모르지만, 지금부터는 그래서는 안 됩니다. 위험한 건 칼로리가 아니기 때문입니다. 과당을 꾸준히 섭취하는 습관은 혈당과 인슐린을 미세하지만, 반복적으로 자극하기 때문입니다.

인슐린은 에너지를 사용하라는 신호가 아니라, 저장하라

는 신호를 보내는 호르몬입니다. 그런데 당이 쉼 없이 들어오면, 인슐린 수치가 충분히 낮아지고 안정될 틈이 사라집니다. 자연스럽게 우리 몸의 대사 스위치는 점점 지방을 태우기보다는 저장하는 쪽으로 치우치게 되지요. 이런 상태가 반복되면, 이후 식사량을 줄이거나 운동을 해도 지방이 잘 타지 않는 대사 정체 상태에 빠지게 됩니다. 몸이 지방을 에너지원으로 전환하는 능력, 즉 대사 유연성(Metabolic Flexibility)을 잃어버리고, 계속해서 '당을 더 달라'는 비정상적인 허기 신호만 보내게 됩니다. 이게 바로 사람들이 흔히 말하는 '탄수화물 중독' 상태에 빠진 상태이지요.

스트레스, 침묵의 적

우리는 일상에서 크고 작은 스트레스에 반복적으로 노출되며 살아갑니다. 이 스트레스는 겉으로 보이지 않지만, 우리 몸속 작은 에너지 발전소인 미토콘드리아를 조용히 갉아 먹는 침묵의 적입니다.

스트레스를 받으면 우리 몸에서는 비상사태를 알리는 사이렌이 울리듯, 시상하부 – 뇌하수체 – 부신축(HPA axis)이 활성화되며 스트레스 호르몬인 코르티솔을 분비합니다. 코르티솔은 단기적으로는 생존에 유리한 대사 조절 효과를 내지만, 만성적으로 상승할 경우 미토콘드리아의 에너지 대사와 항산화 방어, 그리고 구조적 항상성에 상당한 부담을 준다는 연구가 있습니다.

실제로 만성적인 스트레스 환경에서는 미토콘드리아의 분열과 융합 균형이 깨지고, 효율성이 낮은 미토콘드리아가 증가합니다. 이러한 변화는 전자전달계의 효율을 저하하고 활성산소종(ROS, Reactive Oxygen Species)을 과도하게 생성할 수 있지요. 활성산소가 증가하면 세포의 주요 구성 요소인 DNA, 단백질, 지질 등이 산화되어 손상을 입게 됩니다. DNA 손상은 세포 재생과 유전자 발현 조절에 문제를 일으킬 수 있고, 단백질 변성은 세포 구조와 효소 기능을 저해하죠. 또한 지질 과산화는 세포막의 안정성을 떨어뜨려서 세포 외부 자극에 대한 취약성을 높이게 됩니다. 이러한 손상이 누적되면 세포는 결국 프로그램되어 있는 세포 사멸 단계로 진입하지요.

또한, 미토콘드리아 기능 저하는 세포 내 자가포식 및 미토파지 같은 품질 관리 시스템의 효율에도 부정적인 영향을 미치는 것으로 보고되고 있습니다. 미토콘드리아 기능이 저하되면 세포 내 에너지 항상성이 붕괴하고 산화 스트레스가 증가하여, 손상된 단백질과 소기관을 제거하는 자가포식 과정이 충분히 유지되지 못합니다. 이러한 품질 관리 시스템의 장애는 아밀로이드 베타(Aβ, 아밀로이드의 일종으로, 알츠하이머병 환자의 뇌에서 발견되는 아밀로이드 플라크의 주성분이다)와 같은 변성 단백질의 제거를 저해하여 세포 내 축적을 촉진할 수 있으며, 이는 알츠하이머병를 포함한 신경퇴행성 질환이 발생하는 주요한 원인으로 알려져 있습니다.

한편, 기능이 저하된 미토콘드리아는 염증 관련 신호 분자를 방출하여 면역 반응을 자극할 수도 있습니다. 그로 인해 발생하는 염증은 급성 염증처럼 뚜렷한 증상을 보이기보다는, 혈관을 통해 전신으로 확산되는 '저강도 만성 염증'의 형태를 띠는 경우가 많습니다. 이러한 염증 상태는 대사 항상성을 서서히 교란하면서, 다양한 조직에 영향을 미치지요.

결과적으로 만성 스트레스는 미토콘드리아 기능 저하, 산화 스트레스 증가, 염증 반응 활성화를 일으키며 알츠하이머병, 대사증후군, 우울증 등 서로 다른 임상 양상을 보이는 질환들의 위험도도 높이는 방향으로 작용합니다.

따라서 스트레스 관리는 단순한 심리적 안정을 넘어, 세포 수준에서의 에너지 대사와 염증 균형을 유지하는 핵심적인 대사 회복 전략인 것이지요.

영양 결핍

미토콘드리아가 제대로 기능하려면 정교한 기계처럼 다양한 부품이 필요합니다. 또한 일종의 윤활유도 필요하지요. 바로 비타민과 미네랄 같은 다양한 미세 영양소들이 그런 역할을 합니다.

미토콘드리아는 에너지를 만들 때 여러 단계를 거치는데, 이 과정에 필요한 핵심 부품이 바로 효소들입니다. 이들이 제역할을 하려면 비타민B군, 마그네슘, 알파리포산, 코엔자임 Q10 등 다양한 미세 영양소들이 꼭 필요하지요. 이들 영양소가 부족해지면, 마치 기계에 윤활유가 없어 삐걱거리는 것처럼 에너지 생산에 큰 차질이 생기게 됩니다. 특히 비타민B군이 부족하면 미토콘드리아의 핵심 에너지 생산 경로가 제대로 작동하지 못하고, ATP 생산량이 줄어들어 미토콘드리아의 전반적인 기능이 떨어질 수 있습니다.

흥미로운 점은, 영양이 부족할 때 우리 몸이 AMPK라는 '비상 스위치'를 작동시킨다는 것입니다. 이 스위치가 켜지면 미토콘드리아들이 서로 합쳐져 길어지는데, 작은 공장들이 합병해서 대형 공장이 되는 셈이랄까요. 이렇게 하면 세포의 '품질 관리팀'의 감시를 피해 더 오래 살아남을 수 있어, 영양 부족 상황에서도 에너지를 계속 생산할 수 있습니다. 우리가 간 헐적 단식을 해도 쓰러지지 않을 수 있는 이유가 바로 미토콘 드리아가 이런 방식으로 에너지를 생산하기 때문이지요.

하지만 이러한 비상 대처 능력에도 한계가 있습니다. 영양 결핍이 오래 지속되면 손상된 미토콘드리아들이 쌓이게 되어 효율이 크게 떨어집니다. 실제로 한 연구에서는 저단백 식이가 미토콘드리아의 에너지 생산 능력을 저하하고 간에 지방이 쌓 이게 한다고 보고합니다.

현대 식습관의 함정

오늘날 현대인은 과거에 비해 영양 상태가 좋습니다. 언제 든 편하게 음식을 먹을 수 있죠. 그런데 아이러니하게도, 많이 먹는데도 영양 결핍을 겪는 사람들이 있습니다. 바로 현대 식 습관의 함정, 초가공식품 때문입니다. 공장에서 여러 번의 가 공 과정을 거치면서 다양한 식품 첨가물이 추가된 초가공식품 은 우리 몸에 꼭 필요한 섬유질, 미네랄, 비타민, 항산화제 등 이 가공 중에 파괴되는 경우가 많습니다.

특히 항산화제는 미토콘드리아가 에너지를 만들 때 발생

하는 활성산소를 없애는 데 필수입니다. 과일, 채소, 통곡물 등에 풍부한 이 항산화제는 글루타치온, 비타민 E, 플라보노이드, 비타민 C 등 다양하며, 아직 현대 의학이 밝혀내지 못한 항산화제도 훨씬 많습니다. 결국 미토콘드리아라는 에너지 공장을 건강하게 유지하려면, 다양하고 신선한 영양소로 꾸준히 정비해주는 것이 무엇보다 중요합니다.

환경 스트레스

과거에 비해 환경 문제나 개인의 위생은 많이 좋아졌지만, 여전히 우리 몸을 위협하는 보이지 않는 적들은 주변에 널려 있습니다. 바로 미세플라스틱, 미세먼지, 중금속(납, 수은, 카드뮴, 비소 등), 그리고 살충제나 다이옥신 같은 각종 화학물질과 환경 독소들이 그것입니다. 이러한 환경 독소는 마치 발전소 기계에 끼어 부품을 망가뜨리는 불순물처럼 미토콘드리아의 정상적인 작동을 방해합니다.

이러한 물질들은 미토콘드리아의 핵심 에너지 생산라인(전자전달계)을 방해해 효율적인 에너지 생산을 막고, 심지어 미토콘드리아의 설계도(mtDNA)에 직접적인 손상을 일으키기도 합니다. 게다가 미토콘드리아 내부에 활성산소를 급격하게 늘려 산화 스트레스를 유발하고, 활성산소를 처리하는 항산화 시스템마저 마비시키기도 합니다. 실제로 비스페놀 A(BPA)를 포함한 여러 환경·화학물질에 대한 실험 연구에서는 미토콘드리아의 막 전위 변화, 활성산소 증가, 항산화 방어 체계의 부담 증가 등 미토콘드리아 기능 저하와 연관된 변화들이 반복적으로 관찰됐습니다. 이러한 결과들은 환경 독소가 미토콘드리아의 에너지 대사와 세포 항상성에 부담을 줄 수 있다는 것을 시사합니다.

결국, 미세플라스틱이나 중금속, 각종 화학물질에 반복적으로 노출되면 우리 몸의 미토콘드리아는 점점 힘을 잃고, 세포 전체가 손상되거나 에너지 부족 상태에 시달리게 됩니다. 이것이 만성피로, 대사 질환, 심혈관 질환, 심지어 암과 같은 질병의 위험을 높이는 원인이 되는 거죠.

염증과 감염

우리 몸에 염증이 발생하면 미토콘드리아는 큰 도전에 직면합니다. 흔히 겪는 가벼운 염증이라 할지라도, 이러한 염증 반응에서 생성되는 독성 물질인 활성산소는 미토콘드리아에 직접적인 손상을 입힐 수 있기 때문입니다. 특히 비만이나 불균형한 식단, 과도한 스트레스 등으로 우리 몸속에 만성적인 염증 상태가 지속되면, 미토콘드리아는 결국 지쳐서 효율이 떨어지게 됩니다. 더 나아가, 감염은 미토콘드리아 기능 저하의 매우 중요한 원인이 됩니다. 바이러스나 박테리아 등 다양한 병원체는 우리 몸에 침입할 때 미토콘드리아를 그들의 전략적인 목표로 삼기도 하지요.

몇 년 전까지 전 세계를 힘들게 했던 코로나19(COVID-19) 사태를 떠올려 봅시다. 연구에 따르면, 코로나19 바이러스(SARS-CoV-2)는 단순히 면역계를 자극하는 데 그치지 않고, 미토콘드리아의 핵심 단백질과 상호작용하며 에너지 생산을 방해합니다. 이에 따라 몸속에 활성산소가 폭증하고, 세포 사멸(세포 스스로 죽는 현상)이나 만성 염증이 촉진되는 악순환이 발생합니다.

특히 코로나19 바이러스는 미토콘드리아의 에너지 대사 경로와 막 전위, 즉 에너지 생산에 필수적인 전기화학적 구배를 교란합니다. 그래서 바이러스 감염의 급성기뿐만 아니라, 완치 후에도 '롱 코비드'라고 불리는 만성피로, 뇌 안개(Brain Fog, 사고력·집중력·기억력이 저하되는 상태), 장기 기능 장애를 겪는다고 말하는 분들이 많죠. 이 모든 증상 뒤에는 미토콘드리아 기능 저하가 숨어 있습니다.

심지어 헤르페스바이러스와 같은 몇몇 바이러스는 미토콘드리아의 분열과 융합이라는 역동적 균형을 깨뜨려 미토콘드리아를 잘게 쪼개기도 합니다. 이렇게 쪼개진 미토콘드리아는 면역 반응을 회피하고 바이러스가 더 쉽게 증식할 수 있는 환경을 만들어주지요.

박테리아 감염의 경우에도, 어떤 병원성 박테리아는 마치 독극물 꾸러미 같은 외막 소포를 방출해 미토콘드리아를 직접 공격하기도 합니다. 이 공격을 받으면 미토콘드리아가 기능을 잃고 세포가 죽거나 염증이 심해지는 것이지요.

이처럼 감염은 미토콘드리아의 에너지 생산을 떨어뜨리고, 활성산소를 늘리며, 염증 및 세포 사멸을 촉진하는 등 다양한 경로로 미토콘드리아의 기능을 약화합니다. 결국 단순 감염 증상에서 끝나는 것이 아니라, 만성피로나 장기 기능 저하, 다양한 합병증의 위험을 높일 수 있죠. 따라서 감염을 예방하고, 감염 후에는 미토콘드리아 기능을 잘 회복시키는 것이 매우 중요합니다.

좌식 생활과 운동 부족

미토콘드리아는 활발하게 활동할수록 더 활성화되고 증식하는 특징이 있습니다. 하지만 현대인의 긴 좌식 생활과 그에 따른 운동 부족은 미토콘드리아를 게으르게 만들고 그 기능까지 퇴화시킵니다. 근육을 제대로 사용하지 않으면 미토콘드리아의 수와 크기가 점점 줄어들고, 에너지 생산 효율도 떨어지기 때문입니다. 오랫동안 가동하지 않아서 결국 녹슬어 버린 발전소처럼 말이죠.

반대로 꾸준하게 운동하고 활발하게 움직이는 사람은 미토콘드리아를 자극해 활성화하고, 새로운 미토콘드리아를 계속 만들도록 유도합니다. 미토콘드리아를 건강하게 늘리는 운동법은 9장에서 자세히 알려드리겠습니다.

지금까지 우리는 노화, 고혈당, 스트레스, 영양 결핍, 그리고 환경 독소와 같이 미토콘드리아의 건강을 위협하는 다양한 요인을 살펴보았습니다. 이러한 요인들을 그대로 방치하면, 만성피로와 무기력증으로 이어지고, 장기적으로는 체중 증가, 당뇨병이나 심혈관 질환 같은 대사 질환, 심지어 알츠하이머병, 파킨슨병과 같은 신경 퇴행성 질환, 근육 감소증 등 다양한 건강 문제의 위험도를 높이게 됩니다.

미토콘드리아의 건강은 곧 우리 몸 전체의 활력과도 직결됩니다. 다음 장에서는 미토콘드리아 기능 저하가 우리 몸의 각 기관과 건강에 미치는 구체적인 영향을 알아보겠습니다.

4장

미토콘드리아 기능 저하의 신호들

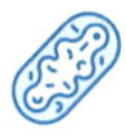

1) 40대 여성 A씨의 사례

A씨는 최근 경동맥 초음파 검사에서 동맥경화 소견이 발견됐다. 그전까진 특별한 병력도 없었고, 정기검진 때에도 혈당이며 콜레스테롤 수치, 체질량지수 모두 기준 범위 안에 있었다. 평소 당뇨에 대한 걱정이 커서 식단 관리에도 신경을 썼는데, 흰밥 대신 잡곡밥을 먹고 가공식품이나 단 음식도 피하려고 애썼다. 그런데도 갑자기 동맥경화 소견이 나온 것이 이해되지 않는다고 괴로워했다.

2) 50대 남성 B씨의 사례

B씨는 고지혈증과 혈당 수치가 경계 범위에 있다. 아직 약물 치료가 필요한 수준은 아니라 생활 습관을 조절할 것을 권고받았다. 체중은 아직 정상 범위지만, 허리둘레는 매년 조금

씩 늘고 있다. 사람들은 흔히 나잇살이라고 한다.

경동맥 초음파 결과, 동맥경화가 서서히 진행 중이다. 대사증후군까지는 아니지만, 본인도 변화를 느낄 정도다. 생활은 비교적 평범하다. 폭식이나 극단적인 생활 습관은 없지만, 이전과 같은 생활을 관성처럼 이어가고 있다. 문제는 그 관성이 몸에 점점 누적되고 있다는 점이다.

위의 두 사례는 미토콘드리아 기능 저하가 유일한 원인은 아닐 수 있습니다. 하지만 미토콘드리아 기능에 이상이 생긴 것은 아닌지 꼼꼼하게 점검해서 나쁠 것은 없겠지요.

이처럼 미토콘드리아의 기능이 떨어지게 되면 우리 몸은 단순히 에너지가 부족해지는 것 이상으로 심각한 문제들을 겪게 됩니다. 마치 병약해진 나무가 서서히 말라가듯이 우리 몸은 만성피로와 각종 질환에 시달리며 활력이 서서히 사라지죠. 삶의 질 또한 현저하게 떨어지며, 다양한 질병의 그림자가 점점 더 짙게 드리우게 됩니다. 그렇다면 우리는 미토콘드리아가 이렇게 망가지기 전에, 어떤 신호로 그 기능 저하를 알아챌 수 있을까요?

똑같이 먹는데 뱃살이 늘어난다

녹슨 자전거를 타고 힘겹게 페달을 밟고 있다는 상상을 해봅시다. 아무리 애써도 그 힘이 자전거에 잘 전달되지 않고 속도도 나지 않겠죠. 차라리 자전거를 버리고 걷는 게 낫다고 생각할지도 모릅니다. 미토콘드리아의 기능이 떨어지면, 우리는 생활하는 내내 이런 녹슨 자전거를 타는 기분을 느끼게 됩니다. 계속 탈수록 부품은 더 빨리 망가지고, 몸은 점점 더 지쳐만 가지요. 위에서 살펴본 50대 남성 B씨의 사례가 이러한 경우입니다. 사소한 나쁜 습관들이 몸속에 점점 누적되어 미토콘드리아가 녹슬고 있는 것이지요.

이렇게 미토콘드리아가 에너지 발전소로서 제 역할을 제대로 수행하지 못하면, 우리 몸은 에너지를 아끼기 위해 일종의 '절전모드'로 들어가게 됩니다. 에너지 생산이 줄어드니 만성피로와 무기력증이 따라오죠. 아침부터 천근만근 무거운 몸을 겨우 일으키고, 커피 없이는 하루를 시작할 수 없게 됩니다. 힘을 좀 내보려고 많이 먹어도 좀처럼 힘이 나지 않고 살만 불어나게 됩니다.

"예전과 똑같이 먹는데도 자꾸 살이 찌네요. 특히 뱃살이 늘어나는 것 같습니다." B씨처럼 이러한 푸념을 늘어놓은 적

있다면, 미토콘드리아의 기능 저하가 중요한 원인일 수도 있습니다.

미토콘드리아의 기능이 떨어지면 지방을 태워 에너지로 바꾸는 과정인 베타 산화가 느려집니다. 그래서 근육과 간에 불필요한 지방산이 많아지고, 이 지방산들은 디아실글리세롤, 세라마이드 같은 독성 물질로 변하기도 합니다. 이런 독성 물질들은 인슐린 신호 전달을 방해해 혈당이 세포 안에 제대로 들어가지 못하게 막습니다. 그 결과, 혈당은 넘쳐나는데 정작 세포는 에너지가 부족한 아이러니한 상황이 벌어지고, 췌장은 혈당을 낮추기 위해 더 많은 인슐린을 분비하는 악순환에 빠집니다.

특히 에너지 생산량이 줄어들면 우리 세포들은 위기 경보를 가동합니다. AMPK라는 경보 시스템이 작동하면 지방 분해가 촉진되어 연료로 쓸 지방산이 많이 만들어지는데, 미토콘드리아의 기능이 떨어져서 지방산을 충분히 에너지로 태우지 못하면 분해된 지방이 다시 세포 내에 축적되어 독이 되는 것이죠.

지방 조직은 단순히 지방을 체내에 저장하는 창고 역할만 하는 게 아닙니다. 식욕과 에너지 사용 방식을 조절하는 호르몬 공장이기도 하죠. 식욕을 조절하는 렙틴, 인슐린 감수성을 높여주는 아디포넥틴처럼 중요한 호르몬들을 만들어내는 내분비 기관입니다. 그런데 지방 조직에 지방이 과도하게 쌓이고 미토콘드리아 기능이 떨어지면, 아디포넥틴은 줄어들어 몸은 인슐린에 잘 반응하지 못하게 됩니다. 염증이 쉽게 생기고, 대사 흐름도 점점 둔해지죠. 반대로 식욕을 억제해야 할 렙틴은 오히려 많아지는데, 정작 몸은 이를 제대로 인식하지 못하는 '렙틴 저항성' 상태가 됩니다. 렙틴이 과도하게 분비되면 수용체가 둔감해져서, 마치 익숙한 알람 소리에 무뎌져서 듣지 못하는 것처럼 렙틴 신호에 둔감해지는 상태가 되는 거죠. 그로 인해 식욕 조절에 실패하면 체중 증가가 가속화되고 지방세포와 미토콘드리아는 더 큰 부담을 받게 됩니다. 그리고 몸은 다시 에너지가 부족하다고 느끼면서, 악순환의 고리에 빠지는 것이지요.

물론 비만과 체중 증가에는 미토콘드리아 기능 저하 외에도 여러 복합적인 요인이 작용합니다. 과도한 칼로리 섭취와 활동량 부족, 인슐린 저항성, 렙틴 호르몬 저항성, 수면 부족으로 인한 호르몬 불균형, 만성 스트레스, 장내 미생물 불균형 등 다양한 요인이 있죠. 다만, 미토콘드리아 기능 저하는 분명히 이러한 복합적인 비만 발생 과정에서 중요한 한 축을 담당합니다. 특히 지방 대사 효율 저하와 에너지 소비 능력 감소에 깊이 관여하죠. 따라서 비만 관리를 위해서는 미토콘드리아 건강뿐만 아니라 전반적인 생활 습관과 대사 상태를 통합적으로 관리하는 것이 중요합니다.

미토콘드리아 기능이 저하되면 활성산소가 과도하게 만들어집니다. 이 활성산소는 세포막, 단백질, DNA를 공격하여 세포를 상하게 하고, 인슐린 신호 경로를 직접 방해합니다. 염증 반응을 유발하는 스위치를 켜기도 하죠. 이렇게 DNA에 돌연변이가 계속 쌓이면 미토콘드리아 기능이 더 나빠질 수밖에 없습니다.

근육에서는 혈당을 제대로 사용하지 못하고, 과도해진 지방산이 중성지방으로 저장되어 마치 고기에 마블링이 생기는 것처럼 근육 내에 쌓이고 염증도 유발합니다. 췌장에서는 인슐린 분비 신호가 약해지고, 인슐린을 분비하는 베타세포가 파괴되기도 합니다. 간에서는 지방 축적이 많아지면서 포도당이 부족하다고 잘못 인식하여 오히려 포도당을 더 많이 만들어냅니다. 공복 시에도 혈당이 상승하게 되는 것이 이런 이유 때문이죠. 특히 고지방 식단은 이러한 상황을 더 심각하게 만들 수 있는데, 미토콘드리아 막전위 저하와 ROS 증가를 유발해 간의 지방 축적을 촉진합니다. 술은 입에도 안 대는데 지방간 판정을 받았다며 억울해 하시는 분들을 종종 만나는데, 바로 이러한 문제가 원인일 수 있습니다.

결과적으로 미토콘드리아 기능 저하는 당뇨병, 고혈압, 고지혈증, 비알코올성 지방간 질환 등 다양한 대사 질환과 밀접한 관련이 있습니다.

만성 장염에 시달린다

미토콘드리아의 기능이 떨어지게 되면, 그 영향은 에너지 대사에만 국한되어 미치지 않습니다. 특히 우리 몸의 '면역 방어선'이자 '제2의 뇌'라 불리는 장 건강에도 악영향을 미치지요. 또한 장 건강의 악화는 다시금 미토콘드리아의 기능 저하를 가속하는 악순환을 초래합니다. 참고로 장 상피세포들은 외부 환경과 우리 몸을 가르는 최전방 수비수이자, 면역세포와 함께 병원균의 침입을 막는 경비대의 역할을 합니다. 동시에 우리가 섭취한 음식의 영양분을 흡수하는 중요한 통로 역할도 수행하죠.

그런데 이 장벽은 하루가 멀게 외부의 공격을 받기 때문에, 다른 조직보다도 세포 재생 주기가 매우 빠릅니다. 실제로 장 상피세포는 3~5일마다 완전히 새롭게 태어납니다. 이처럼 빠른 재생의 원동력은 바로 세포 속에 있는 미토콘드리아에서 만들어내는 에너지 분자, ATP 덕분입니다. 만약 이 발전소가 고장이 나서 에너지를 충분히 공급하지 못하게 되면, 장 상피 세포의 분열과 재생 주기가 어긋나 장벽이 약해질 수밖에 없습니다.

미토콘드리아 기능이 떨어지면, 활성산소가 과도하게 생성되어 오히려 장벽을 공격하게 되고, 장 세포 사이를 메우는 단백질들이 망가져 장벽이 헐거워집니다. 마치 성벽의 돌 사이가 벌어져 적이 쉽게 침입할 수 있는 상태가 되는 것이죠. 더 나아가, 손상된 미토콘드리아에서 유출되는 물질들은 장에서 염증을 늘리는 불쏘시개 역할을 해 악순환을 불러옵니다. 이런 변화는 장에 국한된 염증을 일으키는 염증성 장 질환(IBD) 발생 위험을 높일 뿐 아니라, 만성적인 염증으로 대장암의 위험도 증가시킬 수 있습니다. 더 심해지면, 장에서 시작된 염증이 혈액을 타고 전신으로 퍼져 인슐린 저항성이나 간 기능 저하 등 다양한 대사 질환으로 이어질 수도 있죠.

따라서 미토콘드리아의 건강을 지키는 것은 장 건강, 나아가 온몸의 건강을 지키는 일이라 할 수 있습니다. 장 건강을 통한 미토콘드리아 활성화 방안에 대해서는 7장에서 자세히 다루도록 하겠습니다.

흐려지는 정신

알츠하이머병이나 파킨슨병과 같은, 말만 들어도 무시무시한 질병 역시 미토콘드리아와 깊은 연관이 있습니다. 뇌는 우리 몸무게의 겨우 2퍼센트밖에 차지하지 않지만, 전체 에너지의 20퍼센트를 사용할 만큼 에너지를 엄청나게 많이 쓰는 기관입니다. 그래서 뇌세포 하나하나에는 다른 조직보다 훨씬 더 많은 미토콘드리아가 빽빽하게 들어있습니다. 미토콘드리아는 뇌가 정상적으로 작동하고 신경세포들이 활발하게 소통할 수 있도록 끊임없이 에너지를 공급하지요.

만약 이 미토콘드리아가 제 역할을 하지 못하면 어떻게 될까요? 신경세포가 필요한 에너지를 충분히 만들지 못해 신경세포 사이의 연결 부위인 시냅스 기능이 약해집니다. 그로 인해 신경 신호가 제대로 전달되지 않고, 뇌의 정보 처리 속도와 효율성이 뚝 떨어지죠. 또한 미토콘드리아는 칼슘 농도도 조절하는데, 이러한 기능이 약해지면 신경세포 간의 소통이 어려워집니다.

뇌세포는 에너지를 많이 쓰는 만큼, 에너지 생산 과정에서 생기는 활성산소에도 상당히 취약합니다. 미토콘드리아가 제대로 작동하지 않아 활성산소가 과도하게 쌓이면 뇌세포가 손상되는데, 뇌세포는 서로 연결되어 있어서 마치 통제하기 힘든 산불처럼 뇌세포 전체가 큰 위험에 처할 수 있습니다. 따라서 뇌 건강을 유지하기 위해서는 손상된 미토콘드리아를 신속하게 제거하고, 새로운 미토콘드리아로 교체하는 과정이 꼭 필요합니다. 이 과정에 문제가 생기면, 손상된 미토콘드리아가 계속 뇌에 쌓이면서 신경퇴행성 질환이 더 빨리 진행될 수 있습니다.

예를 들어, 손상된 미토콘드리아에는 일종의 폐기물 스티커(유비퀴틴 태그)를 붙여 빨리 치우라는 신호를 보내야 하는데, 파킨슨병에 걸리면 이러한 시스템이 제대로 작동하지 않습니다. 그 결과, 손상된 미토콘드리아가 계속해서 쌓이고, 알파-시누클레인이라는 단백질 찌꺼기도 함께 쌓이면서 도파민 신경세포는 점점 손상됩니다. 이를 방치하면, 결국 운동 장애로 이어지게 되지요. 알츠하이머병의 경우엔 우리 몸이 손상된 미토콘드리아에 폐기물 표시를 해야 하는지조차 제대로 구분하지 못하는 상황이 발생합니다. 결국 뇌에 베타-아밀로이드 플라크나 타우 단백질 같은 독성 단백질 찌꺼기가 쌓여 인지 기능이 점차 떨어집니다.

다행히도 최근에는 이렇게 손상된 미토콘드리아를 효과적으로 제거하고, 새로운 미토콘드리아 생성을 돕는 약물들이 개발되고 있습니다. 이런 치료법은 뇌세포의 에너지와 청결을 유지해 신경퇴행성 질환의 진행을 늦추거나 예방하는 데 큰 도움이 될 것으로 기대됩니다.

상상만 해도 무서운 심장 질환

요즘은 젊은 사람 중에도 심근경색으로 세상을 떠나는 일들이 심심찮게 발생합니다. 운동하다가, 사우나에 갔다가, 잠을 자다가, 일상생활 중에 심장 질환이 예고도 없이 찾아올 수 있다면 너무 무섭겠죠. 우리 몸의 여러 장기 중에서도 심장은 그야말로 1초도 쉬지 않고 평생 일하는 장기입니다. 우리가 살아있는 한, 심장은 절대 쉬지 않고 계속해서 심장 근육 세포에 에너지를 공급하고, 수축과 이완을 반복하며 혈액을 전신으로 힘껏 짜냅니다.

재미있는 점은 뇌가 주로 포도당을 연료로 쓰는 반면, 심장은 지방산을 쓴다는 것입니다. 뇌에 포도당이 부족해지면 우리는 5분 안에 의식을 잃습니다. 그래서 심장 역시 포도당만을 연료로 쓰는 기관이라면 포도당이 부족해질 때 심장도 뇌처럼 쉽게 멈춰버리고 말겠지요.

다행히도 심장은 주로 지방산을 사용하기에 그런 위험을 피할 수 있습니다. 지방산은 포도당보다 동일 부피당 에너지 효율이 2.25배나 높아서, 쉬지 않고 일하는 심장 근육 세포에 그야말로 맞춤형 슈퍼 연료입니다.

이처럼 심장 근육 세포는 전체 에너지 대부분을 미토콘드리아에서 생산되는 에너지에 의존합니다. 다시 말해, 미토콘드리아 기능을 건강하게 유지하는 것이 곧 우리의 심장 건강, 생명과 직결된다는 뜻입니다. 미토콘드리아의 기능 저하로 심장 세포 전체의 품질 관리 시스템이 무너지면, 심근병증·심부전·부정맥·동맥경화 등 심혈관 질환의 발병 위험도도 자연스럽게 높아집니다.

암의 열쇠를 쥔 미토콘드리아

2012년 더글러스 월리스(Douglas C. Wallace) 박사는 암에 대한 새로운 관점을 제시했습니다. 암세포가 단순히 마구잡이로 늘어나는 것이 아니라, 미토콘드리아의 기능 이상과 연결된다는 것이지요. 암세포는 미토콘드리아 대사를 자신들에게 유리하도록 교묘하게 바꾸는데, 이러한 조작을 통해 폭풍처럼 성장하면서 다른 곳으로 증식해 나가는 데 필요한 막대한 에너지를 얻는다고 합니다. 이는 곧, 미토콘드리아 연구가 암 발생 원인을 찾는 것은 물론 해결법까지 모색할 수 있는 핵심 역할을 한다는 뜻이기도 합니다.

미토콘드리아는 원래 우리 몸에서 쓰일 에너지를 만드는 성실한 발전소입니다. 정상 세포는 산소를 이용해 미토콘드리아에서 에너지를 효율적으로 만들지만, 암세포는 마치 비상 상황처럼 산소 없이 포도당을 분해하는 '바르부르크 효과'라는 편법으로 에너지를 끌어다 씁니다. 더 나아가, 미토콘드리아의 또 다른 중요한 기능인 생합성(세포 구성 재료 만들기) 시스템마저 자신들의 무분별한 증식에 필요한 '건축 자재'를 공급받는 데 악용하기도 합니다. 참으로 교활한 세포들이 아닐 수 없습니다.

미토콘드리아의 기능이 저하되면서 과도하게 늘어나는 활성산소는 세포 내 염증 반응과 DNA 손상을 촉진합니다. 자연스럽게 암 발생 위험도가 높아지지요. 게다가, 손상된 미토콘드리아는 세포의 품질 관리 시스템인 미토파지가 제대로 작동하지 못하게 만들어, 비정상적인 세포들이 몸속에 쌓이도록 방치하죠. 암세포들이 활개 칠 수 있는 아주 좋은 환경을 만들어 주는 셈이랄까요.

　　최근의 연구들은 미토콘드리아와 암의 은밀한 관계를 더욱 상세하게 밝혀내고 있습니다. 간암, 전립선암 등 다양한 암에서 미토콘드리아 DNA의 돌연변이가 발견된다는 점은 물론, 미토콘드리아의 분열과 융합이라는 역동적인 균형이 깨질 때 암세포의 이동성과 전이 능력이 급격히 높아진다는 사실도 밝혀졌습니다. 암세포는 미토콘드리아의 '분열'을 증가시켜서 마치 여러 갈래로 흩어져 도망치는 것처럼 세포 이동성을 높이고, 독한 항암제에 대한 저항성까지 키워낸다고 합니다. 이러한 현상을 반대로 이용하여, 미토콘드리아의 '융합'을 촉진했더니 암세포의 전이 능력이 크게 떨어졌다는 놀라운 연구 결과도 나왔지요.

　　이처럼 미토콘드리아는 암세포의 에너지 공급 방식, 세포 구성 재료 마련, 세포 스스로 죽는 것을 막는 능력, 그리고 다른 장기로 퍼져나가는 전이 능력 등 암의 거의 모든 못된 특성에 깊이 관여하고 있습니다. 그렇기에 최근에는 미토콘드리아의 대사 경로를 직접 표적으로 삼거나, 미토콘드리아의 분열과 융합이라는 역동성을 조절하는 새로운 항암 치료 전략을 매우 활발하게 연구하고 있습니다. 그야말로 앞으로 암 치료의 판도를 바꿀 새로운 열쇠가 될 가능성이 충분한 것이지요. 다시 말해, 우리 몸의 미토콘드리아를 건강하게 지키는 것은 암을 예방하고 관리하는 데 있어 매우 중요합니다.

그 외 다양한 질병들

미토콘드리아 기능이 떨어지면, 앞에서 살펴본 질환 외에도 다양한 질병에 시달릴 수 있습니다. 예를 들어, 모낭세포의 에너지 대사 장애는 탈모와 새치의 발생에 관여하며, 청각세포의 손상은 난청과 이명을, 시신경 기능 저하는 시력 저하와 색각 이상을 초래할 수 있습니다. 피부에서는 색소침착이나 탈색소반이 나타나고, 신장에서는 단백뇨와 콩팥병증이 발생할 수 있습니다. 또한, 난자와 정자의 미토콘드리아 기능 저하는 난임(불임), 착상 장애, 반복 유산 등 생식 건강 문제의 중요한 원인이 됩니다.

이처럼 미토콘드리아는 우리 몸 전체의 건강에 정말 광범위한 영향을 미칩니다. 만성피로에서부터 대사 질환, 신경 퇴행성 질환, 그리고 심혈관 질환에 이르기까지, 생각보다 훨씬 많은 건강 문제가 이 작은 발전소의 이상과 깊이 연결되어 있지요.

그렇다면 과연 내 몸속 미토콘드리아는 지금 어떤 상태일까요? 정상적으로 기능하고 있을까요? 혹시 기능 저하를 겪고 있는 것은 아닐까요? 지금부터는 우리 몸속 이 작은 발전소의 건강 상태를 정확하게 진단하고 평가할 수 있는 기능 검사법을 자세히 알아보겠습니다. 이는 내 몸의 미토콘드리아 건강 상태를 잘 확인하고, 건강하고 힘찬 미래를 만들어 나가는 첫걸음이 될 것입니다.

2부

미토콘드리아를 깨우는 방법

실천편

5장

혹시 나도?
미토콘드리아 자가 진단법

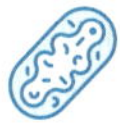

　앞선 1부에서는 미토콘드리아가 우리 몸에서 얼마나 중요한 기능을 하는지, 또한 그 기능이 저하될 때 어떠한 질환들이 발생하는지 간단하게 살펴봤습니다. 그렇다면 지금부터는 내 몸속 미토콘드리아가 제대로 작동하고 있는지 문제가 있다면 어떤 방법으로 해결할 수 있는지 자세히 알아볼 필요가 있겠지요.

　사실 가장 쉬운 방법은 병원을 찾아가거나 건강 검진 때 간단한 혈액 검사나 소변 검사를 통해 상태를 확인하는 것입니다. 하지만 병원 방문 전, 먼저 나의 생활에서 미토콘드리아가 보내는 신호를 읽어보는 간단한 자가 점검표를 써보는 것도 좋겠지요.

미토콘드리아 자가 점검표

1) 증상 기반 체크

최근 4주 이상 아래와 같은 상태가 이어졌는지 체크해 보세요. 5개 이상 해당된다면, 몸이 '저전력 모드'에 들어가 있을 가능성이 있습니다.

· 에너지 및 회복

□ 잠자고 일어나도 개운하지 않다.

□ 오후가 되면 몸이 확 꺼진다.

□ 운동 후 회복이 예전보다 느리다.

□ 예전에는 괜찮던 일도 버겁게 느껴진다.

· 대사 유연성

□ 끼니가 늦어지면 불안하거나 힘이 급격히 떨어진다.

□ 식후 졸림이 반복된다.

□ 복부 지방이 유독 늘고 있다.

□ 탄수화물을 줄이면 컨디션이 급격히 나빠진다.

· 뇌와 집중력

□ 집중력이 예전보다 떨어졌다.

□ 카페인을 마셔야 겨우 '시동'이 걸리는 느낌이 든다.

· 소화·면역

☐ 속이 더부룩하고 소화가 잘 안 된다.

☐ 감기에 자주 걸리고 회복이 느리다.

2) 생활 습관 기반 체크

최근 3개월의 생활 패턴을 떠올려 보십시오. 다음 같은 환경이 지속됐다면, 기능 저하 가능성은 더 높아집니다.

· 반복되는 혈당 스파이크

☐ 아침을 거르고 점심이나 저녁에 과식하는 경우가 잦다.

☐ 흰밥·면·빵·단 음료 섭취 비중이 높다.

☐ 식후 바로 앉아 있는 시간이 길다.

☐ 식후 일상적으로 졸립다.

· 수면 부족 및 질적 저하

☐ 평균 수면 시간이 6시간 미만이다.

☐ 잠들기 직전까지 스마트폰을 본다.

☐ 잠들기까지 30분 이상 걸린다.

☐ 깊이 잤다는 느낌이 안 든다.

☐ 기상 시간이 일정하지 않다.

· **활동량 부족**

□ 하루 대부분을 앉아서 보낸다.

□ 근력 운동을 거의 하지 않는다.

□ 숨이 찰 정도의 활동이 거의 없다.

· **만성 스트레스**

□ 늘 긴장 상태에 있다.

□ 턱·어깨·복부 근육이 자주 굳어 있다.

□ 쉬어도 마음이 편해지지 않는다.

· **미세 영양소 부족**

□ 가공식품 위주의 식사를 한다.

□ 채소·해산물 섭취가 부족하다.

□ 다이어트와 요요를 반복해왔다.

□ 위장 문제가 잦다.

· **만성 염증**

□ 복부 비만이 있다.

□ 위장 문제가 잦다.

□ 감염 후 회복이 더디다.

□ 만성 치주염 등 염증 질환이 있다.

· **환경적 스트레스 요인**

□ 흡연 환경(직·간접)에 노출되어 있다.

□ 미세먼지가 심한 환경에 장기간 노출되어 있다.

□ 플라스틱 용기 사용이 잦고, 고온 가열을 자주 한다.

□ 강한 화학 세정제·향 제품을 자주 사용한다.

3) 평가

· **레드존**(증상 5개 이상, 생활 습관 6개 이상)

시스템 리셋이 필요한 단계입니다. 미토콘드리아 기능이 저하되고 에너지 생산 효율도 상당히 떨어져 있을 가능성이 높아, 단순한 휴식만으로는 회복이 안 될 겁니다. 식단, 운동 방식, 수면 리듬을 포함한 전반적인 생활 리셋이 필요합니다.

· **옐로우존**(증상 5개 미만, 생활 습관 6개 이상)

잠재적 위험 단계입니다. 아직 뚜렷한 증상은 없지만, 미토콘드리아를 혹사시키는 환경이 지속되고 있습니다. 환경 개선이 필요한 시점입니다.

· **블루존**(증상 5개 이상, 생활 습관 6개 미만)

정밀 점검이 필요한 단계입니다. 생활 요인만으로 설명하기 어려운 상태로, 병원을 찾아 갑상선 기능 이상, 빈혈, 호르몬 불균형, 만성 염증 등 다른 의학적 원인을 함께 살펴볼 필요가 있습니다.

1단계: 스크리닝(흔한 피로 원인 배제)

만성 피로는 비교적 흔하고 사소한 원인에서 시작될 수 있고, 아직 발견되지 않은 다른 질환과 연결되어 나타날 수도 있습니다. 따라서 미토콘드리아 문제로 단정하기 전에 다음 요인부터 먼저 확인해야 합니다.

- 빈혈
- 갑상선 기능
- 염증 수치
- 당화혈색소, 공복 혈당
- 간, 신장 기능
- 전해질
- 비타민D, 비타민B12, 철분 상태

2단계: 대사 흔적 추적(에너지 생성 과정 간접 평가)

1단계에서 뚜렷한 이상이 없는데도 피로가 지속된다면, 에너지 대사 자체를 간접적으로 살펴봐야 합니다. 미토콘드리아에서 에너지를 제대로 만들지 못하면 그 부산물들이 혈액 속에 쌓입니다. 대표적인 것이 젖산(lactic acid)과 피루브산(pyruvic acid)입니다. 미토콘드리아가 고장 나면 포도당이 완전히 에너지로 바뀌지 못하고, 중간에 멈춰 젖산이 많이 만들어집니다. 혈액 속 젖산과 피루브산 수치를 측정하면 미토콘드리아가 열심히 일하고 있는지, 아니면 힘에 부쳐 헉헉대는지를 짐작할 수 있습니다. 다만 이 수치들은 운동, 수면, 스트레스 등 다양한 요인에 영향을 받을 수 있기에 해석하는 데 주의가 필요합니다.

소변 검사(소변유기산검사)로도 미토콘드리아 기능을 간접적으로 평가할 수 있습니다. 마치 자동차의 배기가스를 분석하는 것과 같다고 할까요. 우리 몸에서 에너지를 만들 때 생기는 다양한 물질들, 즉 유기산들은 소변으로 배출됩니다. 그런데 미토콘드리아가 고장 나면 평소보다 많아지는 유기산들이 있죠. 바로 앞서 언급한 젖산과 피루브산, 그리고 시트르산이나 말산 등이 그것입니다.

이러한 유기산 분석을 통해 에너지 발전소가 정상 작동하는지 아니면 문제가 있는지, 필요한 '부품'(비타민, 미세 영양소) 공급이 부족하진 않은지, '연료'(탄수화물, 단백질, 지방)를 잘 사용하고 있는지, 심지어 '폐기물'(독소)이 쌓여있는 것은 아닌지까지 전부 파악할 수 있습니다. 나아가 장내 미생물이 잘 균형을 이루고 있는지도 엿볼 수 있는 매우 유용한 검사법입니다. 다만, 이 검사는 해석이 복잡하며 정밀한 진단보다는 참고용으로 활용됩니다.

이런 간접 지표 외에도, 최근에는 세포 내 ATP 분자량을 직접 측정해서 미토콘드리아의 에너지 생산 능력을 추정하는 시도도 이루어지고 있습니다. 다만, 이러한 측정법은 아직 일반 임상에서도 널리 사용되는 표준화된 검사법은 아닙니다. 아직은 어디까지나 보조적인 참고 수치로 활용되고 있습니다.

3단계: 내부 부품 뜯어보기(정밀 진단)

단순히 미토콘드리아의 기능이 떨어진 문제를 넘어 특정 질환이 의심되거나 증상이 심각할 때는 '발전소' 내부를 직접 들여다보는 정밀 검사가 필요합니다. 미토콘드리아의 기능 저하가 우리 몸에 미치는 영향이 확연히 크고 복합적일 때 더욱 그렇죠.

가장 먼저, 미토콘드리아의 자체 설계도인 mtDNA와 관련 유전자를 검사해 볼 수 있습니다. 혹시 발전소의 기본 설계도에 문제가 없는지 확인하는 것과 같다고 할까요. 이 검사로 유전적인 원인이 있는지 파악할 수 있습니다. 그래도 원인이 모호하거나 추가 검사가 필요하다면, 우리 몸의 특정 조직을 소량 채취해 직접 미토콘드리아의 상태를 확인합니다. 예를 들어 근육 조직을 채취해 미토콘드리아 효소의 활성을 측정하거나, 현미경으로 미토콘드리아의 모양과 수를 직접 들여다볼 수 있습니다.

미토콘드리아 문제를 진단할 때는 단순히 한두 가지 검사 결과만 보는 것이 아니라, 나타나는 증상, 가족력, 그리고 각종 검사의 결과를 종합적으로 해석하는 것이 중요합니다. 만약 의심되는 증상이 있다면 주저하지 말고, 전문가와 상의하여 필요한 검사를 받아보세요. 내 몸속 미토콘드리아의 정확한 상태를 아는 것이 건강 관리의 첫걸음이니까요.

다음 장부터는 과학적인 근거를 바탕으로, 여러분의 미토콘드리아를 젊고 건강하게 유지할 수 있는 놀라운 방법들을 구체적으로 소개하겠습니다. 건강한 식단에서부터 규칙적인 운동, 충분한 수면, 그리고 생활 습관 개선, 나아가 신중한 보충제 활용까지. 여러분은 일상생활에서 쉽게 실천할 수 있는 다양한 솔루션을 통해 활력을 되찾고 삶의 질을 한 단계 끌어올릴 수 있을 것입니다.

6장

잠자는 미토콘드리아를 깨워라

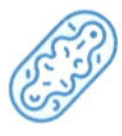

자동차가 최고의 연비를 내게끔 만들려면 어떻게 해야 할까요? 좋은 연료를 넣어주고 적절한 때에 엔진 오일 등을 갈아주는 것이 중요하겠지요. 마찬가지로 우리 몸의 에너지 발전소가 힘차게 일하기 위해서도 균형 잡힌 영양 공급이 필수적입니다.

하지만 현실은 녹록하지 않습니다. 오늘날 현대인은 과거보다 훨씬 바쁜 생활로 간편하게 먹을 수 있는 초가공식품 위주의 식습관을 유지하죠. 그것도 모자라서, 극단적인 다이어트로 인한 영양 불균형으로 우리 몸의 에너지 발전소 건강에 경고등이 들어오게끔 만들기도 합니다. 제대로 된 식사를 챙기기 어려운 노년층이나 자취생, 맞벌이 부부 등의 영양 불균형 문제도 간과할 수 없습니다.

이렇게 지친 미토콘드리아가 다시 힘차게 움직일 수 있도록 도와줄 수는 없을까요? 지금부터 그 역할을 할 핵심 영양소들을 하나씩 소개하겠습니다. 우리 몸속 활력 엔진에 제대로 불을 지펴줄 세 가지 '황금 연료'와 네 가지 '고급 윤활유'를 말이지요.

일등 에너지원, 탄수화물

첫 번째 황금 연료는 탄수화물입니다. 요즘에는 다이어트나 식단 관리에 관심 있는 분이 많아서인지, 탄수화물 섭취에 부정적인 생각을 가진 분도 있습니다. 하지만 탄수화물은 우리 몸에 매우 중요한 에너지원입니다.

먼저 우리 몸의 미토콘드리아는 탄수화물, 지방, 단백질이라는 세 가지 주요 영양소를 유연하게 활용해 에너지를 만듭니다. 그중에서도 탄수화물은 미토콘드리아가 가장 빠르고 효율적으로 에너지(포도당)를 뽑아내는 즉각적인 에너지원이죠. 특히 뇌와 신경계는 포도당을 주 에너지원으로 사용하기에, 탄수화물은 이들 기관이 원활하게 기능을 유지하는 데 있어 필수적입니다.

미토콘드리아는 포도당을 산소를 이용하여 완전히 분해해

순도 높은 에너지를 생산합니다. 하지만 우리가 설탕이나 흰쌀밥, 흰 빵처럼 정제된 탄수화물(단순당)을 많이 먹으면 혈당이 빠르게 치솟게 됩니다. 이렇게 혈당이 급격하게 상승하게 되면 우리 몸속 미토콘드리아에 큰 부담을 주게 되는데, 마치 발전소에 연료를 한꺼번에 너무 많이 쏟아부어 과부하가 걸리는 것과 같지요.

혈당이 높아지게 되면 미토콘드리아는 평소보다 더 많은 에너지를 만들어야 하고, 이 과정에서 활성산소가 과도하게 발생합니다. 활성산소가 많아지면 미토콘드리아의 단백질과 DNA가 손상되고, 점점 제 기능을 잃게 됩니다. 실제로 여러 연구에서 고혈당 상태가 미토콘드리아의 구조와 기능을 망가뜨리고, 세포의 에너지 생산 능력을 떨어뜨린다는 사실이 확인되었습니다.

또한 당분이 많은 식단을 오랫동안 지속하면 근육과 간 등 주요 장기에서 미토콘드리아의 숫자가 줄고, 효소의 활동도 떨어집니다. 인슐린 저항성이 생기면서 미토콘드리아의 에너지 대사 효율이 낮아지고, 피로감이나 만성질환의 위험도 높아질 수 있습니다.

따라서 식사 때 식이섬유가 풍부한 채소나 통곡물, 과일 등 복합 탄수화물을 섭취하는 것이 중요합니다. 이러한 복합

탄수화물은 혈당을 천천히 오르게 도와서 미토콘드리아의 부담을 상당히 줄여줍니다. 음식을 급하게 먹지 않고 충분히 시간을 들여서 꼭꼭 씹어 먹는 버릇 역시 혈당 조절과 에너지 대사에 큰 영향을 미칩니다. 소화 효소의 작용을 촉진하고 위 배출 속도를 지연시켜 포도당이 혈류로 흡수되는 속도를 늦추기 때문이죠. 또한 소화관 호르몬 분비를 촉진하여 혈당 조절에도 긍정적인 영향을 미치고, 뇌가 포만감을 충분히 인지할 시간을 주어 과식을 방지함으로써 혈당 스파이크를 효과적으로 예방하는 데에도 도움이 됩니다.

미토콘드리아 건강을 위한 탄수화물 섭취법

- 정제된 탄수화물과 설탕 섭취를 줄이세요.
- 식이섬유가 풍부한 음식(채소, 통곡물 등)을 챙겨 드세요.
- 식사 시간을 규칙적으로 지키세요.
- 천천히 꼭꼭 씹어 먹는 습관을 가지세요.

위와 같은 식습관을 들이면, 미토콘드리아가 스트레스 없이 안정적으로 에너지를 만들 수 있게 됩니다. 그로 인해, 장기적으로 피로감이 줄어들고, 만성질환의 예방에도 도움을 주면서 우리의 건강을 지키게 됩니다.

우리 몸의 핵심 구성 요소, 지방

두 번째 황금연료는 지방입니다. 탄수화물보다 훨씬 더 많은 에너지를 저장할 수 있는 고농축 에너지원이지요. 장시간 활동에 필요한 에너지를 꾸준히 공급해주며, 특히 심장이 가장 선호하는 연료이기도 합니다. 미토콘드리아는 지방산을 효율적으로 에너지로 전환합니다. 건강한 지방은 단순한 연료를 넘어 미토콘드리아를 이루는 세포막의 중요한 구성 요소가 되며, 세포 간의 신호 전달에도 관여합니다.

다만, 그렇다고 모든 지방이 다 좋은 것은 아닙니다. 특히 가공된 지방, 트랜스 지방, 그리고 과도한 포화지방이 주를 이루는 나쁜 고지방 식단은 미토콘드리아와 장 건강 모두에 치명적인 악영향을 미칩니다. 고지방 식단은 장내 유익균의 균형을 깨뜨리고 장벽을 손상하며, 장 세포의 미토콘드리아 에너지 생산량을 크게 줄이고 활성산소를 폭증시킵니다. 이러한 식단은 미토콘드리아 기능 저하를 가속화하고, 만성 염증과 대사질환의 위험을 높입니다.

그렇다면 어떤 지방을 섭취해야 할까요? 미토콘드리아의 기능을 최적화하는 데는 건강한 지방의 섭취가 필수적입니다. 특히 올리브 오일, 아보카도, 견과류, 씨앗류, 그리고 등푸른생선에 풍부한 불포화지방산은 세포막의 유동성을 높여 미토콘드리아가 에너지를 생산하는 효율을 향상하고, 염증을 줄이는 데도 기여합니다. 이러한 지방은 미토콘드리아의 고성능 연료 역할을 톡톡히 해냅니다.

혹시 '케토제닉(또는 키토제닉)' 식단을 들어보셨나요? 흔히 저탄고지로 유명한, 몸의 에너지원을 탄수화물에서 지방으로 바꾸는 식사법입니다. 건강한 다이어트 식단으로도 인기가 있지요. 그런데 어떤 사람들은 '고지방'이라는 말의 거부감 때문인지, 그러면 저탄고지 식단으로 대표되는 '케토제닉 식단'도 나쁘지 않냐는 오해를 하기도 합니다. 하지만 케토제닉 식단은 일반적인 나쁜 고지방 식단과는 본질적으로 다릅니다. 이 식단은 탄수화물 섭취를 극도로 제한하여 우리 몸이 포도당 대신 지방을 분해해서 만든 '케톤체'라는 물질을 주된 에너지원으로 사용하도록 유도하는 것이 목표입니다. 이러한 상태를 '케토시스'라고 부릅니다.

흥미롭게도, 미토콘드리아는 이 케톤체를 포도당보다 더욱 효율적으로 에너지로 전환하는 능력이 있습니다. 이 과정에서 활성산소 발생이 줄어들고 미토콘드리아의 기능이 향상될 수 있다고 알려져 있습니다. 또한 케토제닉 식단은 미토콘드리아의 자가 청소 및 재활용 과정인 미토파지를 촉진하는 효과도 있다고 보고됩니다.

물론 케토제닉 식단이라고 누구에게나 무조건 좋기만 한 것은 아닙니다. 개인의 건강 상태에 따라 주의가 필요하며, 전문가와의 상담을 통해 자신에게 맞는 방식인지 충분히 고려해야 하죠. 다만 지방을 주 연료로 활용하여 미토콘드리아에 긍정적인 영향을 미칠 수 있는 특별한 식단 전략의 한 예시라고 할 수 있습니다.

미토콘드리아 건강을 위한 지방 섭취법

- 가공된 지방, 트랜스 지방, 과도한 포화지방 섭취를 최소화하세요.
- 올리브 오일, 아보카도, 견과류, 등푸른생선 등 건강한 불포화지방산을 충분히 섭취하세요.
- 케토제닉 식단 등 특정 식단은 전문가와 상담 후 신중하게 선택하세요.

예비 연료이자 건축 자재, 단백질

단백질은 우리 몸의 세포나 근육, 피부, 머리카락 등 모든 조직을 구성하는 재료입니다. 건축 자재로 비유하면 벽돌이나 콘크리트 같은 기본적이면서도 가장 중요한 재료라고 할까요.

이 중요한 건축 자재들은 평소에는 몸을 만들고 유지하는 데 주로 사용되지만, 비상시에는 미토콘드리아의 에너지원으로도 활용됩니다.

우리 몸은 필요에 따라 아미노산(단백질의 기본 단위)을 포도당이나 지방산으로 전환하여 미토콘드리아가 에너지로 쓸 수 있도록 돕습니다. 건강한 세포의 유지보수와 기능에 필수적인 양질의 단백질은 미토콘드리아가 안정적으로 작동하는 데 간접적으로 이바지하며, 극단적인 상황에서는 예비 연료 역할도 수행하는 것이죠.

그렇다면 무슨 단백질이든 섭취하면 다 좋은 걸까요? 당연히 그렇지 않습니다. 먼저 우리가 섭취할 수 있는 단백질은 크게 식물성과 동물성 둘로 나눌 수 있습니다. 먼저 콩류(두부, 렌틸콩, 병아리콩 등), 견과류, 씨앗류 등에 풍부한 식물성 단백질은 우리 몸에 필요한 단백질을 공급하면서, 동시에 풍부한 식이섬유까지 섭취할 수 있다는 큰 장점이 있습니다. 식이섬유는 장 건강을 돕고 혈당 관리에 긍정적인 영향을 미치는 영양소이므로, 미토콘드리아의 건강에도 간접적으로 좋은 영향을 줍니다. 그러니 채소나 콩류 음식을 충분히 섭취해 단백질을 얻는 것은, 우리 몸에 단백질을 건강하게 공급할 수 있는 아주 똑똑한 방법입니다.

한편, 동물성 단백질은 필수 아미노산도 고루 갖춰 '완전 단백질'로 불리기도 합니다. 닭고기, 생선 등 가금류나 어류 외에도 소고기, 돼지고기, 양고기 같은 붉은 육류는 미토콘드리아 건강에 있어 특별히 주목할 만한 영양소를 제공합니다. 여기에 바로 코엔자임 Q10과 카르니틴이 풍부하게 함유되어 있는데요. 코엔자임 Q10은 에너지 생산이 원활하게 이루어지도록 돕고, 카르니틴은 지방산이 미토콘드리아 안으로 들어가는 '출입증' 역할을 하죠. 지방산은 카르니틴의 도움 없이는 미토콘드리아 내부로 들어가 에너지로 변환될 수 없기에, 특히 지방을 주 에너지원으로 사용하는 심장 근육 세포에 카르니틴은 더욱 중요합니다.

또한 뱃살을 빼는 데에도 카르니틴이라는 특별한 '미토콘드리아 출입증'이 필수입니다. 우리 몸에 카르니틴이 부족하면, 긴 사슬 지방산들은 미토콘드리아라는 에너지 발전소 문 앞에서 발만 동동 구르며 안으로 들어가지 못하게 됩니다. 이는 곧 에너지 생산 감소로 이어지고, 사용되지 못한 지방은 고스란히 우리 몸에 축적됩니다. 카르니틴의 적절한 보충이 미토콘드리아 효소의 활성을 증가시키고, 에너지 대사를 촉진하며, 피로 회복과 지구력 향상에도 긍정적인 영향을 미친다는 여러 연구가 있습니다.

다만, 붉은 육류는 세계보건기구(WHO) 산하 국제암연구소(IARC)에서 '2A군 발암물질(인체 발암 가능 물질)'로 분류하고 있으므로, 아무리 이점이 있어도 일주일에 500그램 이하로 적정량을 섭취하고 닭고기나 생선 등 다른 동물성 단백질과 골고루 섭취하는 것이 현명합니다.

여기서 생각해볼 지점이 있습니다. 이러한 동물성 단백질의 품질은 동물이 자란 사육 환경에 의해 크게 좌우된다는 것입니다. 열악한 환경에서 밀집 사육된 동물들은 스트레스를 많이 받고, 질 낮은 사료를 섭취하며, 질병 예방을 위해 과도한 항생제를 맞는 경우가 많습니다. 이렇게 자란 동물의 고기는 우리 몸에 유익하지 않은 질 낮은 지방(과도한 마블링 등)이 근육 사이사이에 끼어있을 수 있고, 사료나 항생제 성분, 제초제 성분 등이 남아 있을 위험도 있습니다. 이는 결국 우리 몸속 미토콘드리아의 기능 저하를 유발하는 '환경 독소'로 작용할 수 있죠.

따라서 단백질을 선택할 때는, 그것이 어떻게 생산되었는지 가축의 사육 환경을 꼼꼼히 따져보는 과정이 필요합니다. 풀을 먹고 자란 목초육이나 넓은 곳에 방목하여 건강하게 기른 닭에서 나온 난각번호 1번 달걀, 그리고 미세플라스틱이나 중금속 오염으로부터 비교적 안전한 자연산 생선을 선택하는 편이, 우리 몸의 미토콘드리아를 보호하고 활력을 증진할 수 있는 매우 똑똑한 식단 전략이 됩니다.

미토콘드리아 건강을 위한 단백질 섭취 지침

- 식물성 단백질과 동물성 단백질을 균형 있게 섭취하세요.
- 붉은 육류는 주 500그램 이하로 적정량을 지켜 섭취하고, 가금류나 생선 등 다른 동물성 단백질과 번갈아 섭취하세요.
- 동물성 단백질 선택 시, 목초육이나 난각번호 1번 달걀, 자연산 생선 등 사육 환경을 꼼꼼히 확인하고 양질의 단백질을 선택하세요.

고급 윤활유, 코엔자임 Q10

혹시 코큐텐(CoQ10)이라는 영양제를 들어보셨나요? 코엔자임 Q10의 줄임말로, 이 영양소는 미토콘드리아의 건강에 아주 큰 영향을 끼칩니다. 마치 자동차의 엔진 오일과 같다고 할까요? 우리가 먹은 음식을 미토콘드리아가 에너지 분자 형태로 바꾸는 과정이 매끄럽게 잘 진행될 수 있도록 도와주는 것이죠.

그렇기에 코큐텐이 부족하면 에너지 생산에 차질이 생깁

니다. 쉽게 피로해지고 근력이 약해지는 등의 증상이 나타날 수 있죠. 에너지를 만드는 과정에서 발생하는 활성산소가 우리 몸의 세포를 손상시키고 노화를 일으키는 주범이라는 건 여러 번 말씀드렸습니다. 그런데 코큐텐은 강력한 항산화 작용을 통해 이 활성산소를 안전하게 중화시켜 미토콘드리아 막과 DNA를 보호합니다. 특히 혈관 건강에 해로운 지질 과산화를 억제하여 동맥경화를 예방하고, 혈관 내피 기능을 개선해 혈압 조절에도 도움을 주죠. 더 나아가, 미토콘드리아 막의 특별한 단백질 구성 성분으로 작용하여 에너지 생산 효율을 꾸준히 유지하는 데 이바지합니다.

우리 몸의 에너지 생성과 항산화 작용에 필수적인 코큐텐은 다양한 식품을 통해 누구나 쉽고 충분하게 섭취할 수 있습니다. 특히 등푸른생선이나 견과류에 풍부하게 함유되어 있습니다. 맛있는 생선 요리나 간식으로 견과류를 챙겨 먹는 습관은 우리 몸의 에너지 발전소에 고급 윤활유를 제때 공급하는 것과 같아서, 미토콘드리아가 더욱 쌩쌩하게 일하도록 도와줄 것입니다.

에너지 생산을 돕는 핵심 조력자 TOP3

미토콘드리아가 에너지를 효율적으로 생산하기 위해서는 다양한 영양소의 지원이 필수입니다. 알파리포산, 비타민B군, 마그네슘은 이러한 에너지 생성 과정에서 중요한 역할을 하는 대표 영양소들이죠.

1) 알파리포산

알파리포산은 미토콘드리아의 에너지 생산이 매끄럽게 이루어지도록 돕는 만능 정비사이자 효율 부스터입니다. 포도당과 지방산을 분해하여 에너지 생성의 핵심 재료 생산을 돕고, 특히 지방산을 태워서 에너지 효율을 높이는 역할을 하지요. 또한 활성산소를 제거하고 다른 항산화 물질의 기능까지 돕습니다.

알파리포산은 시금치, 브로콜리, 방울양배추, 토마토, 당근과 같은 다른 녹황색 채소에 소량 함유되어 있으며, 육류의 간이나 심장, 신장에도 함유되어 있습니다. 알파리포산은 생으로 먹기보다는 5분 이내로 살짝 익혀서 조리하면 흡수가 더 잘됩니다. 또한 올리브 오일과 같은 좋은 기름을 활용한 조리법은 지용성 항산화 성분들이 알파리포산의 생체 이용률을 높이는 데 도움을 줄 수 있습니다.

2) 비타민B군

에너지 생산라인의 총괄 관리자인 비타민B군(티아민 B1, 리보플라빈 B2, 나이아신 B3, 판토텐산 B5 등)은 미토콘드리아가 에너지를 만드는 모든 단계에서 핵심적인 역할을 합니다. 탄수화물, 지방, 단백질로부터 에너지를 뽑아내 ATP를 합성하는 데에는 비타민B군이 꼭 필요하며, 우리 몸 전체의 물질대사 활성화에도 기여합니다.

비타민B군은 통곡물(현미, 귀리 등)과 다양한 녹색 채소에 풍부합니다. 녹색 채소에는 시금치, 케일, 브로콜리는 물론이고, 쌈 채소로 즐겨 먹는 상추, 깻잎, 국이나 찌개에 넣어 먹는 배추, 아욱, 그리고 샐러드로 흔히 먹는 양상추, 로메인 등이 해당하는데요.

이 외에도 아스파라거스, 미나리, 쑥갓 등 마트에서 흔하게 접할 수 있는 다양한 채소들이 있습니다. 이러한 채소를 조리할 때는 비타민B군 손실을 최소화하기 위해 살짝만 데치거나, 찌는 방법으로 섭취하는 것이 가장 좋습니다.

3) 마그네슘

이 작은 미네랄은 에너지 분자, ATP가 우리 몸이 실제로 사용할 수 있도록 결제 승인해주는 역할을 담당합니다. 마그네슘이 없다면 우리 몸은 에너지를 만들고도 제대로 쓸 수 없습니다. 또한 에너지를 생산하는 다양한 효소들을 활성화해 미토콘드리아가 최적의 효율로 작동하도록 돕기도 하죠. 마그네슘이 부족해지면 미토콘드리아 내부의 크리스타 구조가 손상되고, 그 결과 ATP 합성 효율이 떨어지게 됩니다. 이는 에너지 생산 저하를 넘어 혈당 조절 장애와 심장 기능 저하 위험을 높이는 방향으로 이어지지요.

마그네슘은 일상에서 흔히 접할 수 있는 견과류(아몬드, 캐슈넛 등)와 콩류(검은콩, 렌틸콩 등)에 많이 포함되어 있습니다. 간식으로 견과류를 챙겨 먹거나, 콩을 이용한 다양한 요리를 즐기는 것이 좋습니다.

미토콘드리아를 젊고 건강하게: 항산화 식품

미토콘드리아는 에너지를 만들 때 불가피하게 활성산소를 발생시킨다는 점은 여러 번 말씀을 드렸습니다. 활성산소는 세포를 손상하고 노화를 일으키는 주범입니다. 다행히 우리 몸 속에는 이 '매연'을 청소하는 시스템이 잘 갖춰져 있으며, 이를 돕는 강력한 '청소부'들이 존재합니다. 바로 항산화 성분들이 지요.

그중에서도 폴리페놀은 미토콘드리아를 보호하는 갑옷 역할을 합니다. 폴리페놀은 활성산소의 과도한 작용을 완화해 미토콘드리아와 세포가 손상되는 것을 줄이고, 일부 폴리페놀은 미토콘드리아 기능과 에너지 생산 효율을 업그레이드하는 방향으로 작용합니다. 또한 염증 반응을 조절하여 미토콘드리아에서 비롯되는 만성적인 염증 부담을 낮추는 데 이바지하죠. 그 결과 중요한 장기들이 미토콘드리아 기능 저하로 병드는 것을 예방하는 데 도움을 줍니다. 여러 폴리페놀 중에서도 연구에서 효과가 가장 뚜렷하게 확인된 성분은 안토시아닌입니다. 주로 베리류(블루베리, 블랙베리, 라즈베리, 딸기 등)와 보라·붉은색 식품(자색 양배추, 가지, 비트, 체리, 자두 등)에 많이 포함되어 있습니다.

폴리페놀 외에도 비타민C와 비타민E 같은 항산화 비타민들도 활성산소를 제거하고 미토콘드리아 막을 튼튼하게 보호하는 역할을 합니다. 비타민 C는 신선한 과일과 채소에, 비타민 E는 견과류와 씨앗류, 식물성 기름에 풍부합니다. 또한, 미네랄 중 하나인 셀레늄 역시 강력한 항산화 효소의 핵심 구성 성분이죠. 셀레늄은 해산물, 곡류, 견과류 등에 함유되어 있습니다.

결론적으로 폴리페놀이나 비타민 C, 비타민 E, 셀레늄 등은 미토콘드리아를 보호하고 그 기능을 향상해주는 다재다능한 영양소라 할 수 있습니다. 항산화, 기능 유지, 생합성 촉진, 염증 억제 등 다방면으로 우리 몸의 에너지 대사와 건강에 긍정적인 영향을 미치죠. 이러한 항산화 성분이 풍부한 식품을 챙겨 먹는 것이 건강은 물론 노화를 방지하는 데에도 큰 도움이 됩니다.

미토콘드리아가 힘차게 일하도록 돕는 식품들

- 다채로운 색깔의 채소와 과일: 베리류, 녹황색 채소 등
- 견과류와 씨앗류: 아몬드, 호두, 해바라기씨 등
- 등푸른생선과 붉은 육류: 고등어, 삼치, 소고기, 양고기 등
- 통곡물: 현미, 통밀 등
- 해산물: 굴, 조개류 등

미토콘드리아의 건강을 지키는 가장 쉬운 방법은 바로 일

상 속 식탁부터 신경을 쓰는 것입니다. 놀랍게도 우리가 살펴본 이 모든 필수 영양소는 멀리 특별한 곳에 있는 것이 아니라, 우리 주변에서 쉽게 구할 수 있는 다양한 식품 속에 풍부하게 담겨 있습니다. 특별한 약이나 영양제를 찾아 헤맬 필요 없이, 삼시세끼 건강한 식습관을 유지하는 것만으로도 우리 몸의 에너지 발전소를 튼튼하게 만들 수 있는 것입니다. 당장 오늘부터 식탁에서 초가공식품을 멀리하고, 알록달록한 채소와 과일, 신선한 해산물, 그리고 질 좋은 단백질과 지방을 더해봅시다. 한 끼의 작은 변화들이 쌓이면, 어느새 피로를 모르고 활력이 넘치는 하루하루가 여러분을 기다릴 것입니다.

7장

장이 편안해야
인생이 편안해진다

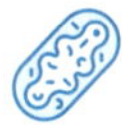

우리는 지난 장에서 미토콘드리아의 활력을 위해 어떤 황금 연료와 고급 윤활유를 섭취해야 하는지 알아보았죠. 하지만 이 모든 영양소가 제 역할을 하고, 우리 몸속 에너지 발전소인 미토콘드리아가 쌩쌩하게 가동되려면, 무엇보다 우리 몸으로 연료가 통과해 들어오는 관문이자 최전방 방어선인 장 건강을 지키는 것이 필수입니다.

혹시 여러분은 장이 그저 음식물을 소화하고 흡수하는 기관이라고만 생각하셨나요? 사실 장은 수많은 장내 미생물이 살아 숨 쉬는 거대한 생태계이자, 우리 몸의 건강에 지대한 영향을 미치는 핵심 기관입니다. 놀랍게도, 이 장내 미생물이 만들어내는 물질들은 혈액을 타고 온몸으로 이동하여 미토콘드리아의 기능에 직접적인 영향을 미칩니다.

장내 미생물이 건강하게 균형을 이루고 있을 때, 이들은 미토콘드리아에 고급 연료와 윤활유를 공급함으로써 우리 몸에 에너지가 원활하게 생산되도록 돕습니다.

하지만 나쁜 식습관과 만성적인 스트레스, 잦은 항생제 사용 등으로 장 건강이라는 우리 몸의 최전방 방어선이 무너지면 어떻게 될까요? 유해균들이 잔뜩 번식하여 내부에서부터 독소를 잔뜩 만들게 됩니다. 이 독소는 미토콘드리아에 직접적인 손상을 주어 에너지 생산을 방해하고, 심지어 우리 몸 전체에 염증이 퍼지도록 불을 지피는 불쏘시개 역할을 하죠. 결국 장 기능 이상은 미토콘드리아의 기능 저하로 이어질 수 있으며, 만성피로나 대사 질환 등 다양한 질환으로 연결되기 쉽습니다.

장 건강은 왜 중요한가

미토콘드리아가 에너지를 효율적으로 생산하기 위해서는 양질의 연료가 지속적으로 공급될 수 있어야 합니다. 연료라고 하면, 바로 우리가 섭취한 음식물이 장에서 소화되고 흡수되어 생성된 포도당, 지방산, 아미노산 등을 말합니다.

이처럼 장은 우리 몸의 영양분을 섭취하는 기능은 물론 소화 과정에서 가장 큰 비중을 차지하는 기관입니다. 우리가 먹은 음식을 에너지로 만들어내기 위해 효율적으로 분해하는 동시에, 해로운 세균이나 독소는 걸러내는 정교한 필터 역할도 해내죠.

그런데 장 건강이 나빠지면 어떻게 될까요? 바로 다음과 같은 현상이 벌어집니다.

1) 우리 몸에 연료가 부족해진다

음식을 아무리 잘 섭취해도 그걸 제대로 소화하고 흡수하지 못하면, 미토콘드리아가 사용할 수 있는 연료 자체가 부족해집니다. 종종 '먹어도 먹어도 배가 고프다'라는 말을 달고 사는 분들이 있죠? 실제로 아무리 음식을 많이 먹어도 몸이 만성적인 배고픔에 시달린다면 미토콘드리아 기능에 문제가 있을 수도 있습니다.

2) 유해 연료가 유입될 수 있다

장이 건강하지 못하면, 독소나 염증 유발 물질들이 미토콘드리아에 직접적인 손상을 입힐 수 있지요. 마치 발전소에 불순물이 가득한 연료가 들어오게 되면, 기계가 망가지는 현상과 같습니다. 불순물은 에너지 생산의 효율을 떨어뜨리고, 과도한 활성산소가 생기게끔 만들어서 미토콘드리아 시스템 자체를 파괴할 수도 있죠.

장 건강이 나빠질 때 생길 수 있는 대표적인 질환으로 '새는 장 증후군(Leaky Gut Syndrome)'이라는 것이 있습니다. 장벽의 틈새가 벌어져서 그 사이로 소화되지 않은 음식물 찌꺼기나 유해균, 독소 등이 혈류로 침투하는 질병이지요. 아직 학계 일부에서는 이 질병의 개념과 실제 존재하는지 여부를 두고 논쟁을 벌이기도 하지만, 장벽이 손상되면 독소가 혈류로 유입되어 염증 반응을 유발할 수 있다는 점은 비교적 잘 알려진 사실입니다.

이렇게 되면 우리 몸은 마치 비상사태에 돌입한 것처럼 반응하며, 전신에 염증 반응이 유발됩니다. 염증은 미토콘드리아 기능을 손상하는 주요 원인 중 하나이므로, 장 건강을 탄탄하게 함으로써 염증을 줄이는 일은 미토콘드리아를 보호하는 데 직결됩니다.

장이 중요한 이유는 또 있습니다. 장은 수많은 미생물이 공존하는 거대한 생태계, 즉 장내 미생물군(마이크로바이옴)의 보금자리입니다. 장내 미생물군은 장-미토콘드리아 축에서 핵심적인 역할을 합니다. 이들은 우리가 소화하지 못하는 식이섬유를 발효하여 대사 산물을 만들어내는데, 대표적인 것이 단쇄지방산(Short-Chain Fatty Acids, SCFAs)입니다. 특히, 단쇄지방산 중 부틸산(Butyrate)은 장 상피세포의 주된 에너지원으로서 장벽의 건강과 무결성을 유지하는 데 결정적인 역할을 하며, 미토콘드리아의 생합성을 촉진하고 염증과 산화 스트레스를 줄이는 데에도 중요한 역할을 합니다.

놀랍게도, 이러한 장내 미생물과 미토콘드리아의 관계는 상호관계적입니다. 최근의 한 연구에 따르면, 미토콘드리아 기능 장애는 장내 미생물 조성 변화와 장 염증, 조직 손상을 가속하며, 이러한 변화가 크론병(자가면역 질환의 하나로, 유해한 박테리아에 과민 반응하여 다수의 염증이 발생하는 만성 질환) 환자의 장 조직에서도 동일하게 관찰된다고 보고되었습니다(Cell Host & Microbe, 2024). 미토콘드리아가 제 역할을 못 하면 장도 스트레스를 받게 되며, 서로에게 나쁜 영향을 주는 악순환이 생기는 것이죠.

장과 미토콘드리아의 정교한 대화

최근 연구에서는 장내 미생물군이 미토콘드리아의 에너지

생산(ATP 합성)과 산화적 스트레스 조절, 면역 반응 조절에 직접 관여한다는 사실이 반복적으로 확인되고 있습니다. 장과 미토콘드리아는 다음 네 가지 핵심 메커니즘을 통해 상호작용을 하면서 우리 몸이 건강하도록 유지합니다. 개념이 다소 복잡할 수 있어서, 최대한 간단하게 설명하겠습니다.

1) 단쇄지방산(SCFAs)을 통한 에너지 및 품질 조절

장내 미생물이 생성하는 부틸산과 같은 단쇄지방산은 미토콘드리아 내 PGC-1α 유전자 발현을 증가시켜 새로운 미토콘드리아 생성을 촉진합니다. AMPK-ACC 경로 활성화를 통해 에너지 대사 효율도 높입니다. 또한, 단쇄지방산은 미토콘드리아의 생합성을 촉진하여 새로운 미토콘드리아의 생성을 돕고, 손상된 미토콘드리아를 제거하는 미토파지 과정을 조절하여 미토콘드리아의 품질을 관리하는 것을 돕습니다. 즉, 단순하게 에너지를 공급하는 역할을 넘어, 미토콘드리아의 수와 기능을 최적화하는 데 장내 미생물이 핵심적인 역할을 한다는 것이지요.

2) 염증 및 산화 스트레스 조절

건강한 장내 미생물은 장벽의 무결성을 강화하여 염증 유발 물질의 유입을 막습니다. 염증은 미토콘드리아 기능을 손상하는 주요 원인 중 하나입니다. 따라서 장 건강을 지키면서 염증을 줄이는 일은 미토콘드리아의 기능을 보호하는 데 있어 매우 중요합니다. 반대로 장내 미생물 불균형으로 인해 병원성 세균이 증식하게 되면, 이들이 만들어내는 독소가 장벽을 손상시키고 심하면 혈류에까지 유입되어 전신에 염증을 유발해 미토콘드리아 기능을 저하할 수 있습니다.

3) 면역 조절과 미토콘드리아 다이내믹스

미토콘드리아는 면역세포를 활성화하고 기능을 조절하는 데 있어 필수적인 역할을 합니다. 장내 미생물은 면역세포의 미토콘드리아 대사에 영향을 미쳐 면역 반응의 균형을 조절합니다. 예를 들어, 특정 장내 미생물은 조절 T세포(Treg)의 활성을 촉진하여 자가면역 질환으로부터 몸을 보호하는 데 이바지하며, 이 과정에도 미토콘드리아 대사가 매우 중요한 역할을 합니다.

4) 신경계 및 대사 조절

장-미토콘드리아 축은 뇌-장 축(Gut-Brain Axis)과도 밀접하게 연결되어 신경퇴행성 질환 및 정신 건강에도 영향을 미칩니다. 장내 미생물이 생성하는 대사 산물은 신경세포의 미토콘드리아 기능에 영향을 미쳐 뇌 기능을 조절할 수 있죠. 미토콘드리아는 인슐린 감수성과 에너지 대사 조절에 중요한 역할도 하므로, 장-미토콘드리아 축의 불균형은 비만, 제2형 당뇨병과 같은 대사 질환의 원인이 될 수 있습니다.

장-미토콘드리아 축 이상으로 발생하는 질병들

- 염증성 장질환(IBD) 및 대장암: 장벽 손상, 장내 미생물 불균형, 미토콘드리아 기능 저하는 만성 장 염증을 유발하고 대장암 발생 위험을 높입니다. 2023년 경북대병원 연구팀은 미토콘드리아 효소(PDK4) 저해를 통해 CD4 T세포의 미토콘드리아 기능을 회복시키면, 염증성 장 질환(IBD) 동물 모델에서 장 염증이 현저히 개선된다는 사실을 밝히기도 했습니다.
- 대사증후군(비만, 당뇨병): 미토콘드리아 기능 이상은 지방 축적을 촉진하고 인슐린 저항성을 유발하며, 장내 미생물 불균형은 이러한 대사 이상을 악화시킵니다.
- 신경퇴행성 질환(알츠하이머병, 파킨슨병): 장내 미생물 변화가 뇌의 염증과 산화 스트레스를 유발하고, 이는 뇌세포 미토콘드리아 손상으로 이어져 인지 기능 저하 및 신경세포 사멸에 기여한다는 연구가 활발히 진행 중입니다.
- 우울증 및 불안: 장-뇌 축과 미토콘드리아의 연관성을 통해 정신건강 문제에도 장 미토콘드리아 축의 이상이 나쁜 영향을 미칠 수

궁극적으로 장-미토콘드리아 축의 중요성은 우리 몸의 모든 세포 활동의 근원인 에너지 대사가 장의 건강과 직결된다는 것만 봐도 알 수 있습니다. 장이 건강해야 유익한 미생물들이 단쇄지방산을 충분히 생산하여 미토콘드리아에 양질의 에너지를 공급하고, 염증과 산화 스트레스로부터 미토콘드리아를 보호할 수 있습니다.

다시 말하면, 장 기능을 건강하게 유지하는 것은 그저 속을 편하게 만들자고 하는 것이 아닙니다. 궁극적으로 우리 몸의 전체 면역력을 강화하고 대사 질환을 예방하며, 뇌 건강을 증진하여, 궁극적으로 노화를 늦추고 건강하게 관리할 수 있게끔 만드는 방법이지요. 우리 삶의 전반적인 질을 높이는 가장 확실한 방법이라고 할까요.

그렇다면 구체적으로 어떤 방법들을 통해서 장을 활력 있게 유지하고, 예기치 않은 질병으로부터 우리 몸을 건강하게 지킬 수 있을까요?

장을 망가뜨리는 식품들

장 건강을 지키려면, 어떤 음식을 피해야 할지 아는 것이 중요합니다. 좋은 식습관을 통해 미토콘드리아의 활력을 되찾으려면, 장과 미토콘드리아 건강을 위협하는 대표적인 식품군부터 경계해야 합니다.

1) 가공식품: 영양은 부족하고 첨가물만 가득!

인스턴트 라면이나 냉동식품, 각종 과자와 빵, 달콤한 음료 등 우리가 일상에서 흔히 접할 수 있는 가공식품들은 조리가 편하고 맛있습니다. 하지만 너무 자주, 과도하게 섭취하게 되면 장 건강을 해칠 수 있지요. 이들 식품에는 글리세린, 카라기난, 각종 합성 첨가물이 다량으로 들어 있는데, 이런 성분들은 장 점막의 보호층을 얇게 만들어서 장내 환경을 악화시키기 때문입니다.

특히 첨가물, 방부제, 인공 색소, 인공 감미료 등이 많이 함유된 가공식품은 미토콘드리아에 직접적인 부담을 주고 염증을 유발하여 기능을 떨어뜨릴 수가 있습니다. 상대적으로 칼로리는 높은데 영양소는 부족한 경우가 많아서 비만이나 대사 질환의 원인이 되지요. 실제로 가공식품을 즐겨 먹는 사람은 대장암 위험이 30퍼센트까지 증가한다는 장기 연구 결과도 있습니다.

결론적으로 인스턴트 식품이나 패스트푸드는 가능한 한 섭취하지 않는 것이 건강에 좋습니다. 물론 유산균이 풍부한 플레인 요거트처럼 장 건강에 이로운 일부 가공식품도 있지만, 가공식품 대부분은 영양소가 적고, 장에 해로운 성분이 많다는 사실을 기억해야 합니다.

2) 건강식품의 탈을 쓴 가공식품

혹시 '저당', '고단백', '비건', '유기농', '다이어트' 같은 문구에 이끌려서 장을 보시지는 않나요?

포장지에 적혀 있는 매혹적인 문구만 보고 당연히 건강한 식품일 거라고 안심하기엔 이릅니다. 이런 제품 중 상당수는 실제로는 다양한 첨가물과 가공 과정을 거친 '초가공식품'인 경우가 많기 때문입니다. 성분표를 자세히 살펴보지 않으면 우리 몸에 좋다고 착각하기 쉽습니다. 건강식품도 무턱대고 사기보다는, 다음 내용을 잘 파악해서 현명하게 소비하는 것이 좋습니다.

가공식품에 들어가는 첨가물

- 산화방지제(BHA, BHT, TBHQ 등): 식품의 변질을 막지만, 장기간 섭취 시 문제가 될 수 있습니다.
- 인공감미료(수크랄로스, 아스파탐 등): '제로 음료'에 많이 들어가는 성분으로 설탕 대신 단맛을 내지만, 장내 미생물 균형에 영향을 줄 수 있습니다.
- 유화제(폴리소르베이트, 카라기난 등): 재료를 잘 섞이게 하지만, 장 점막 손상 가능성이 제기됩니다.
- 방부제(소르빈산, 벤조산 등): 식품의 보존 기한을 늘리지만, 역시 장기간 섭취에 주의가 필요합니다.
- 인공 향료와 색소: 자연의 맛과 색을 모방하지만, 화학적인 합성 과정을 거칩니다.
- 당분 (설탕, 액상과당 등): 저당을 내세워도 다른 형태로 당분이 포함될 수 있습니다.

이 외에도 일부 제품에서는 납, 카드뮴, 비소 같은 중금속이나 BPA(비스페놀A) 같은 환경호르몬이 검출되기도 합니다.

'건강식품'으로 착각하기 쉬운 가공식품

- 단백질바, 에너지바: '고단백', '비타민 강화'를 내세우지만, 설탕, 감미료, 유화제 등 다양한 첨가물이 들어있습니다.
- 단백질 셰이크/음료: 유청, 대두 단백질과 함께 감미료, 유화제, 향료 등이 복합적으로 사용됩니다. 일부 제품은 중금속 오염 가능성도 있습니다.
- 시리얼, 그래놀라, 곡물바: 곡물과 견과류가 주성분처럼 보이지만, 설탕, 인공 향료, 방부제 등을 상당량 첨가하는 경우가 많습니다.
- 비건 대체육, 식물성 고기: 건강하고 친환경적이라고 생각하기 쉽지만, 식물성 단백질 외에도 점증제, 유화제, 인공 향료, 방부제 등 여러 첨가물이 사용됩니다. 일부 첨가물은 장내 미생물 변화나 점막 손상을 일으킬 수도 있습니다.
- 저지방/무지방 요거트, 플레인 요거트: '저지방', '프로바이오틱스'를 강조해도 맛을 내기 위해 감미료, 유화제, 점증제 등이 첨가될 수 있습니다.
- 건강즙, 과일/채소 스무디: 과일과 채소 농축액 외에 단맛을 내는 감미료, 산화방지제, 색소, 향료, 방부제 등이 추가되는 경우가 흔합니다.
- 곤약젤리, 다이어트 젤리: 저칼로리로 다이어트 식품으로 인기를 끌지만, 인공감미료, 색소, 향료, 산도조절제, 방부제 등이 포함될 수 있습니다.
- 즉석 샐러드, 샐러드드레싱, 건강 간편식: 신선한 채소와 함께 제

물론, 이런 가공식품들을 아예 안 먹고 사는 건 몹시 힘듭
니다. 먹고 싶은 걸 참아서 쌓이는 스트레스가 몸에 더 해로울
수도 있죠. 다만 문제가 되는 것은 습관적으로, 지나치게 자주
섭취하는 것입니다.

가끔 한두 번씩 먹는 것으로는 건강에 큰 문제가 없죠. 하
지만 우리가 인식하지 못하는 사이에 다양한 종류의 가공식품
을 매일 꾸준히 섭취하면서, 우리 몸속에 온갖 첨가물과 오염
물질이 소량씩 꾸준히 쌓인다는 것이 문제입니다. 이러한 누
적은 결국 미토콘드리아 기능 저하, 만성 염증, 장내 미생물 불
균형, 내분비계 이상, 대사질환, 암 등 여러 만성적이고 심각한
건강 문제를 일으킬 위험성을 점차 높입니다.

다시 말해, 이러한 식품을 멀리하고 제한적으로만 섭취하
는 습관을 들이면, 당장은 건강에 큰 변화가 없는 것처럼 보여
도 장기적으로 큰 변화를 불어올 수 있습니다. 다소 까다롭게
보일지 모르겠지만, 가공식품을 섭취할 때는 성분표를 꼼꼼히
확인하는 습관을 들이는 것이 좋습니다. 우리 몸은 우리가 먹
는 것으로 만들어집니다. 가공식품은 가끔 먹고, 평소에는 가

능한 한 자연식 위주의 식단을 유지하는 편이 우리 몸의 에너지 발전소인 미토콘드리아 기능 활성화는 물론, 장 건강, 나아가 우리 몸의 건강을 지키는 가장 확실하면서도 근본적인 방법입니다.

3) 가공육: 숨겨진 발암물질의 위협

가공육 역시 가공식품의 일종으로서, 특히 주의해야 할 대상입니다. 소시지, 베이컨, 햄 등은 맛있고 간편한 단백질 공급원으로 생각하기 쉽지만, 과도하게 섭취하면 오히려 건강에 해로울 수 있습니다. 세계보건기구는 이들 가공육을 1급 발암물질로 분류하고 있습니다. 먹으면 무조건 암에 걸린다는 것은 아니지만, 자주 많이 섭취하면 몸에 몹시 해로울 수 있다는 뜻이지요. 그 이유는 장기간 보존하고 먹음직스러운 색을 내기 위해 첨가되는 니트로사민 같은 화학물질이 장 상피세포의 DNA를 손상하기 때문입니다. 이로 인해 미토콘드리아의 기능도 자연스럽게 떨어뜨리지요.

실제로 하루에 가공육 50그램씩만 먹어도, 향후 대장암에 걸릴 위험도가 18퍼센트나 높아진다는 연구 결과도 있습니다. 만약 가공육처럼 간편하게 먹을 수 있는 단백질이 필요하다면, 달걀이나 두부, 냉동 관자, 냉동 생선처럼 가공이 적으면서도 품질이 좋은 단백질을 선택하는 편이 훨씬 건강에 좋습니다.

4) 트랜스 지방: 세포막을 손상하는 독성 물질

트랜스 지방 또한 세포막을 손상하는 독성 물질로 작용합니다. 마가린, 쇼트닝, 일부 빵류, 과자류 등 가공 과정에서 생성되는 트랜스 지방은 세포막의 유연성을 낮추고 미토콘드리아 막의 기능을 저해합니다. 에너지 생산 효율을 떨어뜨리고 활성산소를 생성하죠.

5) 튀긴 음식: 에너지 대사를 방해하다

감자튀김, 치킨, 도넛 등 튀긴 음식은 장 건강의 적입니다. 180도 이상 고온에서 조리될 때 생성되는 아크릴아마이드라는 물질이 장내 미토콘드리아의 에너지 대사 경로를 방해하기 때문입니다. 결국 장 세포가 제대로 에너지를 만들지 못하고, 만성 염증이 유발될 수 있습니다. 바삭한 식감을 포기하기 어렵다면, 기름에 튀기기보다는 에어프라이어를 활용해 유해 물질의 생성을 90퍼센트까지 줄이는 방법도 있습니다.

6) 인공 감미료: 장내 유익균의 균형을 깨뜨리는 주범

칼로리가 낮거나 아예 없는 '제로 음료'를 찾는 분이 많습

　　　　　　　　　　　　　　　　　　　　　피로 해방

니다. 여기에는 설탕 대신 아스파탐, 사카린, 네오탐 등 인공 감미료가 사용되어서, 언뜻 훨씬 건강한 것처럼 보입니다. 다이어트를 하거나 건강에 신경을 쓰는 분들이 자주 찾지만, 이들 역시 지나치게 많이 섭취하면 장내 유익균의 균형을 깨뜨릴 수 있습니다.

최근 연구에 따르면, 사카린·수크랄로스·아스파탐 등 인공 감미료는 유익균 감소, 병원성 균 증가 등을 유발해 장내 미생물층의 불균형을 일으키고, 그로 인해 인슐린 저항성 증가 및 혈당 조절 능력 저하, 나아가 2형 당뇨병 위험을 키울 수 있다고 합니다.

만약 감미료를 써야 한다면 스테비아와 같은 천연 감미료를 쓰는 편이 좋습니다. 혈당 조절에 미치는 부정적인 영향이 상대적으로 적기 때문입니다.

7) 과도한 알코올 섭취

과도한 알코올 섭취 역시 장과 미토콘드리아에 큰 부담을 줍니다. 하루 두 잔 이상의 음주는 장 점막을 손상해서 장 누수 증후군 발생률을 세 배나 높이고, 미토콘드리아가 에너지 생산 대신 독소 해독에 집중하게 만듭니다. 그래서 전신 피로, 면역력 저하, 심지어 우울감까지 유발할 수 있죠. 음주를 어쩔 수 없이 해야 한다면 폴리페놀이 풍부한 레드와인 한 잔 정도로 제한하는 것이 바람직합니다.

8) 정제 탄수화물과 내장지방

우리가 일상에서 흔히 섭취하는 정제 탄수화물(흰쌀, 흰 밀가루, 설탕 등)은 단순히 혈당을 빠르게 상승시키는 효과를 넘어서, 우리 몸의 대사 건강과 장 건강에 광범위한 영향을 미치는데, 이는 미토콘드리아의 기능과도 깊은 연관이 있습니다. 정제 탄수화물 가공 과정에서 장내 유익균의 먹이가 되는 식이섬유와 필수 영양소가 사라지기 때문이죠.

그래서 정제 탄수화물을 많이 섭취하면 장내 미생물의 다양성이 줄고 유익균이 감소해 장내 환경이 나빠질 수 있죠. 정제 탄수화물과 단순당 섭취를 많이 하게 되면, 장내 미생물 구성이 불균형해지고 염증성 면역 반응이 늘어난다는 연구 결과도 있습니다.

또한, 장 점막의 밀착연접(tight junction) 단백질 발현을 감소시켜 장 누수 현상을 불러올 수 있습니다. 장벽이 약해지면 독소, 미생물, 염증 유발 물질이 혈류로 쉽게 침투해 전신 염증 및 장내 염증을 유발합니다. 이러한 현상은 특히 과민성 대장증후군이나 염증성 장 질환을 앓는 분들에게 더욱 민감하게 두드러질 수 있습니다.

또한 정제 탄수화물은 우리 몸의 혈당과 인슐린을 급격히 올려, 단기적으로는 장내 염증을, 장기적으로는 내장지방 축적, 대사증후군, 당뇨, 심혈관 질환 위험을 증가시킬 수 있습니다. 실제로 장내 염증과 미생물 불균형은 비만, 당뇨 등 대사 질환과도 밀접하게 연결되어 있습니다. 반대로 식이섬유가 풍부한 통곡물, 신선한 채소, 콩류 등은 장내 유익균을 늘리고 단쇄지방산(SCFA)과 같은 항염증성 대사산물을 생성해 장벽을 보호하고 염증을 억제하는 데 도움을 줍니다. 식이섬유 섭취가 줄면 이러한 보호 효과가 소실되어 장 건강이 나빠질 수 있습니다.

평소 배에 가스가 자주 차거나 더부룩하고, 머리가 멍한 브레인 포그 증세를 앓거나, 특별한 이유 없이 기력 저하를 느끼거나, 이미 과민성 대장증후군, 염증성 장 질환 등 장 관련 질환이 있는 분들은 정제 탄수화물 섭취를 크게 줄이는 것을 고려할 필요가 있습니다.

아니, 건강한 분들 또한 건강 관리가 질병 예방 차원에서 정제 탄수화물 대신 통곡물, 채소, 콩류 등을 자주 섭취하면서 식단을 다채롭게 구성하는 편이 좋습니다. 정제 탄수화물을 줄이고 식이섬유가 풍부한 식품을 늘리는 작은 습관 변화만으로도, 장 건강과 내장지방 관리에 긍정적인 변화를 경험할 수 있을 겁니다.

정제 탄수화물 섭취를 줄이면 내장지방이 서서히 줄어든다는 사실도 임상 연구를 통해 확인됐습니다. 일본의 임상 연구에서는 비만 성인을 대상으로 12주간 통곡물빵을 섭취한 그룹에서 내장지방이 유의미하게 줄었지만, 정제 밀가루 빵을 먹은 그룹에서는 내장지방 변화가 없었습니다. 또한 미국 터프츠대의 코호트 연구에 따르면 통곡물을 하루 3회 이상 섭취한 사람은 정제 곡물을 주로 먹은 사람보다 내장지방이 평균 10퍼센트 더 적게 나타났습니다. 흰 빵, 면 등의 정제 밀가루는 혈당과 인슐린을 급격히 올리고 남는 에너지가 내장지방으로 전환되기 쉽지만, 통곡물은 식이섬유와 영양소가 풍부해 혈당을 천천히 올리고 내장지방 축적을 억제하기 때문이라고 해석됩니다.

당장 눈앞의 편리함만 좇기보다는 현명한 식습관을 선택하고 길들여야 합니다. 식습관을 바꾸는 것은 작은 변화처럼 보이지만, 그것만으로도 우리 몸의 미토콘드리아의 활력을 회복하고, 내장지방을 줄여 '똥배'를 없애주며, 건강하고 활력 넘치는 삶을 만들 수 있습니다.

9) 알레르기 유발 식품

개인적으로 알레르기를 유발하는 식품도 장 건강에 해롭습니다. 면역계를 자극해서 장 점막의 미토콘드리아까지 공격할 수 있기 때문이죠.

음식 알레르기는 크게 두 가지로 나눌 수 있습니다.

첫째, 즉각성 음식 알레르기는 특정 음식을 섭취한 뒤 수분에서 두 시간 이내에 두드러기, 가려움증, 구토, 설사 등의 증상이 빠르게 나타나는 현상을 말합니다. 심한 경우 호흡 곤란이나 혈압 저하를 동반하는 과민성 쇼크(아나필락시스) 반응이 나타나 생명을 위협할 수도 있습니다.

둘째, 지연성 음식 알레르기는 음식 섭취 후 몇 시간에서 며칠이 지나서야 증상이 나타나는 것이 특징입니다. 만성피로, 두통, 소화 불량, 피부 문제, 수면 장애 등 다양한 형태로 증상이 발현될 수 있습니다.

본인에게 맞지 않는 음식이 무엇인지 파악하기 위해서는 알레르기 검사를 받아보거나, 음식 일지를 작성하면서 식후 72시간 이내에 나타나는 증상들을 꼼꼼하게 기록하고 관찰하는 것이 좋습니다.

식품군	저포드맵 식품	고포드맵 식품
곡류	쌀, 쌀밥, 감자, 쌀국수, 오트밀(소량)	밀, 보리, 호밀, 잡곡빵, 파스타, 시리얼
콩/견과류	두부, 완두콩(소량), 땅콩, 호두, 아몬드(10알 이하)	순두부, 연두부, 강낭콩, 렌틸콩, 콩물, 캐슈넛, 피스타치오
유제품	유당 제거 우유, 고형치즈(체다, 파마산 등)	우유, 요거트, 아이스크림, 리코타·코티지 치즈
과일	바나나(덜 익은 것), 딸기, 블루베리(소량), 포도, 키위, 오렌지, 멜론, 토마토	사과, 배, 복숭아, 수박, 체리, 자두, 건과일, 농축과일주스, 꿀
채소	가지, 호박, 시금치, 당근, 오이, 토마토, 죽순, 상추	마늘, 양파, 양배추, 아스파라거스, 버섯, 콩나물
단맛/당류	설탕, 메이플시럽	꿀, 액상과당, 올리고당, 자일리톨, 소르비톨, 에리스리톨
단맛/당류	소고기, 닭고기, 돼지고기, 생선, 달걀	가공육(소시지, 햄 등)
기타	해조류(미역, 김), 감자, 고구마	다시마(일부 당알코올 포함), 맥주

장과 미토콘드리아를 지키는 5가지 식습관

이제 장과 미토콘드리아를 건강하게 지키는 구체적인 식품과 식습관에 대해 알아보겠습니다.

1) 식이섬유가 풍부한 식품을 섭취하세요

식이섬유는 장내 유익균들의 가장 좋은 먹이입니다. 유익균들은 이 식이섬유를 발효하여 단쇄지방산(SCFA)이라는 귀한 물질을 만들어내죠. 단쇄지방산은 장 점막을 튼튼하게 만들고, 미토콘드리아의 생합성을 높여주는 놀라운 능력이 있습니다. 콩류, 부추, 덜 익은 바나나 등 다양한 식이섬유 식품을 매일 식단에 포함해 보세요. 하루 30그램 정도의 식이섬유만 꾸준히 섭취해도, 장내 미생물 환경이 현저히 개선되고 에너지 대사도 훨씬 활발해집니다.

구체적으로 어떻게 식이섬유를 섭취할 수 있을까요? 밥상에 식이섬유가 부족한 경우, 예를 들어 채소가 거의 없는 떡볶이로 한 끼 식사를 마치거나, 닭가슴살이나 단백질 음료로만 끼니를 때운다면 어떨까요. 이러한 식사 습관은 당장은 포만감을 줄지 모르지만, 정작 장내 미생물에게는 강제로 단식을 시키는 행위입니다. 이러한 불균형한 식습관이 몸에 배게 되면, 건강에 다양한 문제를 일으킬 수 있습니다. 실제로 많은 연구에서 식이섬유가 없는 식사가 장내 미생물 환경에 명확히 해로운 영향을 주며, 이는 장내 미생물 불균형 나아가 장 점막의 손상과 염증, 감염 위험을 높일 수 있다고 보고합니다.

이런 식단들도 배가 부를 때까지 먹는 것은 좋지 않습니다. 차라리 가끔 굶는 편이 훨씬 더 좋습니다. 물론 아예 음식을 끊자는 말은 아니고, 간헐적 단식을 이용하자는 것이지요. 간헐적 단식은 놀랍게도 다양한 효과가 있습니다. 먼저 단기적으로는 장내 미생물의 다양성을 키우고, 장 점막 회복 및 대사 건강을 개선한다고 많은 연구 결과가 말합니다. 다시 말해, 장의 관점에서 장내 미생물은 굶기고 나만 배부른 식사를 할 바에는 차라리 같이 굶는 편이 훨씬 나을 수 있습니다.

물론 이러한 단기적인 효과는 식이섬유를 꾸준히 섭취했을 때 얻을 수 있는 장기적이고 일관적인 이점과 비교할 수 없습니다. 따라서 가장 이상적이고 지속 가능한 방법은 언제나 충분한 식이섬유를 포함한 다채로운 식사를 꾸준히 유지하는 것입니다.

식이섬유를 먹을 때마다 위장이 불편하다면?

식이섬유가 건강에 매우 좋다는 사실에도 불구하고, 어떤 분들은 식이섬유 섭취를 늘렸을 때 갑작스럽게 배에 가스가 차고, 복부 팽만감과 더부룩함 등의 불편감을 겪으며 "나는 역시 식이섬유가 안 맞아!"라고 섭취를 포기하는 경우가 있습니다. 이러한 불편함은 주로 장내 미생물이 식이섬유를 발효하는 과정에서 발생하는 가스 때문인데, 특히 '포드맵(FODMAP)'이라는 특정 탄수화물 성분에 민감한 경우 더욱 심하게 나타날 수 있습니다.

이러한 불편감을 겪는 분들은 '저포드맵 식단'을 단기적으로 따를 것을 제안합니다. 포드맵은 소장에서 잘 흡수되지 않고 장내 세균에 의해 빠르게 발효되어 가스를 많이 생성하는 탄수화물의 일종으로, 과민성 대장증후군 환자들에게 특히 증상을 유발하는 것으로 알려져 있습니다. 고포드맵 식품으로는 마늘, 양파, 밀, 콩류, 일부 과일(사과, 배 등) 등이 있습니다.

저포드맵 식단은 다음과 같은 단계로 진행합니다.

- 제한기: 2~6주 동안 고포드맵 식품 섭취를 엄격히 제한하며 증상을 완화시킵니다. 이 시기에는 가스, 복부 팽만감 등 소화기 증상이 크게 줄어드는 것을 경험할 수 있습니다.
- 재도입기: 증상이 완화된 후에는 제한했던 고포드맵 식품들을 하나씩 소량 섭취하면서 어떤 식품이 자신에게 불편감을 유발하는지 파악합니다. 이 과정을 통해 개인의 민감도를 확인하고, 자신에게 맞는 식이섬유를 찾을 수 있습니다.
- 개별화된 식단: 최종적으로 자신에게 맞는 저포드맵 식단을 구성하여 장기적으로 유지합니다. 이는 무조건 모든 식이섬유를 제한하는 것이 아니라, 자신에게 맞는 식이섬유를 찾아 꾸준히 섭취하는 것을 목표로 합니다.

저포드맵 식단은 장내 가스 생성을 줄여 소화기 불편감을 완화하고, 장이 점차 건강해질 시간을 벌어줄 수 있어요. 이 식단을 통해 불편감 없이 식이섬유를 섭취할 기반을 마련하고, 장내 미생물 환경을 개선하여 미토콘드리아 건강을 지킬 수 있습니다. 다만, 이 식단은 전문가의 지도를 받아 진행하는 것이 가장 효과적이며, 장기적인 영양 불균형을 피하기 위한 신중한 접근이 필요합니다. 만약 이러한 노력에도 불구하고 증상이 지속된다면, 반드시 병원에 내원하여 정확한 진단을 받고 적절한 치료를 받는 것이 중요합니다.

2) 지중해식 식단

지중해식 식단이란 올리브 오일, 등푸른생선, 견과류, 통곡물, 신선한 채소와 과일 등을 골고루 먹는 것입니다. 이 식단을 6개월만 꾸준히 실천해도 장내 유익균(특히 비피도박테리움)이 두 배로 늘고, 미토콘드리아의 효율이 25퍼센트나 향상된다는 연구 결과가 있습니다.

특히 엑스트라 버진 올리브 오일은 건강한 지방의 대표 주자입니다. 미토콘드리아를 보호하는 폴리페놀이 풍부해서 장세포의 미토콘드리아 DNA를 보호하는 역할을 하지요. 샐러드에는 엑스트라 버진을, 볶음 요리에는 퓨어 올리브 오일을 사용하는 게 좋습니다. 후자가 전자보다 발연점이 더 높기 때문입니다.

3) 오메가-3 지방산을 충분히 섭취할 것

오메가-3 지방산(EPA, DHA)은 미토콘드리아의 막을 유연하게 개선해 에너지 전환 효율을 높여주는 핵심 영양소입니다. 고등어, 참치, 연어 같은 등푸른생선이나 들기름에서 오메가-3를 충분히 섭취할 수 있습니다. 일주일에 2~3회 등푸른생선을 식단에 포함하고, 참기름 대신 들기름을 사용하는 것도 좋은 방법입니다.

4) 발효식품을 적극 활용할 것

김치, 된장, 요거트, 콤부차 같은 발효식품에는 다양한 유산균과 효모균이 풍부하게 들어 있습니다. 이들은 장내 환경을 건강하게 유지하고 유해균 증식을 억제합니다. 김치의 류코노스톡균, 된장의 제니스테인 등은 각각 장과 미토콘드리아에 좋은 영향을 미치죠. 발효식품은 하루 한두 번 꾸준히 섭취하면 장내 환경을 크게 개선할 수 있습니다.

5) 간헐적 단식

앞에서 말한 것처럼, 간헐적 단식은 단순히 다이어트를 위한 방법이 아닙니다. 예를 들어 16시간 이상 공복을 유지하게 되면, 그 과정에서 손상된 미토콘드리아가 제거되는 미토파지, 그러니까 세포의 자체 청소 시스템이 활성화됩니다. 또한 장내 유익균인 아커만시아 뮤시니필라가 두 배 이상 증식하죠. 흥미롭게도 간헐적 단식은 부틸산 같은 단쇄지방산을 생성하는 유익균의 성장도 촉진합니다. 부틸산은 장 점막 세포의 주요 에너지원일 뿐만 아니라, 혈액을 통해 전신으로 이동하여 미토콘드리아의 기능을 활성화하고 염증을 줄이는 데 도움을 줄 수 있지요.

직장 생활도 해야 하는데, 어떻게 간헐적 단식을 정기적으로 하나요? 이렇게 묻는 분이 있다면 누구나 쉽게 할 수 있는 너무나도 간단한 방법을 알려드리겠습니다. 바로 저녁 7시부터 다음 날 낮 11~12시까지 공복을 유지하는 방법입니다. 저녁을 일찍 먹고, 야식과 아침을 한 끼 거르는 것만으로도 누구나 쉽게 간헐적 단식을 할 수 있는 것이지요. 좀 더 구체적인 방법과 자세한 미토콘드리아 기능 개선 효과는 다음 장에서 다루도록 하겠습니다.

건강한 식습관을 꾸준히 유지하기 위해서는 완벽함보다는 지속 가능성을 추구하는 것이 중요합니다. '90대 10 법칙'을 기억하세요. 즉 90퍼센트는 건강식을, 10퍼센트는 먹고 싶은 음식을 먹는 것입니다. 그 비율은 살짝 조절해도 좋습니다. 식단을 관리한다고 무리하게 스트레스를 받거나, 얼마 안 지나서 과거 식단으로 돌아가버리면 곤란하죠. 유연한 태도로 오래 지속될 수 있는 식습관을 만드는 것이, 스트레스 없는 건강 관리를 가능하게 만듭니다. 가끔 금요일 퇴근 후나 주말에는 치킨이나 케이크도 즐깁시다. 다만, 평소 매일 먹는 식단은 되도록 건강을 신경 쓰는 것이 더 오래 건강을 유지할 수 있는 비결입니다.

마지막으로 강조하면, 장은 미토콘드리아가 사용할 수 있는 연료를 공급하는 관문이자 신체 면역의 최전방 방어선입니다. 장 관리를 잘하는 것만으로도 우리 몸의 에너지 효율은 완전히 달라집니다. 오늘부터 단 한 가지씩 실천해 보세요. 얼마 지나지 않아, 여러분의 세포 건강이 확실하게 달라지는 것을 느낄 것입니다.

8장

굶어야 산다!
간헐적 단식의 힘

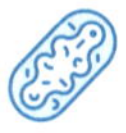

앞선 7장에서는 장 건강을 지키고 미토콘드리아의 기능을 한 단계 끌어올리는 여러 방법을 소개했습니다. 이번 장에선 그중에서도 가장 쉬우면서도 강력한 방법 하나를 조금 더 자세하게 소개하려 합니다. 바로 간헐적 단식입니다.

웬 다이어트 방법을 소개하지? 하고 놀라실 분도 있을 거예요. 하지만 간헐적 단식은 단순히 체중만 줄이는 기술이 아닙니다. 우리 몸에 적절한 자극을 주는 방법이죠. 우리 몸은 흥미로운 특성이 있습니다. 너무 편안하면 약해지고, 약간의 도전적 과제가 있을 때 오히려 강해지는 것이죠. 이를 과학적으로는 '호메시스(hormesis)'라고 부릅니다. 가벼운 스트레스가 생체 시스템을 단련시켜, 더 큰 스트레스에 대비하도록 만드는 적응 반응입니다. 그중에서도 미토콘드리아 수준에서 일어나는 적응을 '미토호메시스(mitohormesis)'라고 부릅니다.

하지만 여기에는 중요한 전제가 있습니다. 그 자극이 '적절해야' 하는 것이죠. 너무 약하면 변화가 일어나지 않고, 너무 강하면 시스템에 과부하를 일으켜 손상만 입힐 수 있습니다. 극단적인 단식이나 운동, 과도한 스트레스는 미토콘드리아를 단련시키기보다 지치게 만들 수 있습니다.

지금부터 소개할 간헐적 단식은 바로 그 균형점을 찾는 방법이며, 미토콘드리아를 단련시키는 대표적인 호메시스 전략입니다. 음식이 끊임없이 들어오는 환경에서는 세포가 긴장할 이유가 없습니다. 하지만 일정 시간 에너지원이 공급되지 않으면, 세포는 생존을 위해 효율을 높이는 방향으로 스스로를 조정합니다. 즉, 간헐적 단식은 단순히 몸을 굶기는 행위가 아니라, 시스템을 재정비하는 시간입니다. 마치 컴퓨터가 느려질 때 잠시 껐다 켜며 불필요한 프로그램을 정리하듯, 단식은 세포 차원의 재부팅을 유도합니다. 그 결과 미토콘드리아가 더 원활하고 효율적으로 작동하는 것이죠.

간헐적 단식의 놀라운 영향

단식을 하면 우리 몸은 일시적으로 에너지가 부족하다고

느끼기 시작합니다. 이때 우리 몸속 미토콘드리아에서는 다음과 같은 놀라운 변화들이 일어납니다.

1) 새로운 발전소 건설(미토콘드리아 생합성 촉진)

단식은 우리 몸이 에너지가 부족하다고 느끼게 만들어, 세포 안에 있는 에너지 공장인 미토콘드리아를 더 많이 만들게끔 신호를 보냅니다. 이러한 과정은 세포의 에너지 부족을 감지하고 생존 반응을 유도하는 효소인 AMP-활성화 단백질 인산화효소(AMPK)와 같은 주요 에너지 센서, 그리고 미토콘드리아 생합성을 조절하는 핵심 유전자인 PGC-1α 경로를 활성화하는 것으로 알려져 있습니다. 마치 낡은 발전소 옆에 최신식 발전소를 계속해서 새로 짓는 것과 같지요.

2) 낡은 발전소 청소(미토파지 활성화)

우리 몸은 미토파지 기능을 통해 스스로 망가진 에너지 공장들을 청소하는데, 간헐적 단식은 이러한 청소 기능을 훨씬 더 활발하게 작동시킵니다. 효율이 떨어지는 공장은 없애고, 건강하고 쌩쌩한 공장만 남도록 돕는 것입니다.

3) 에너지 효율 높이기(연료 전환)

평소에는 주로 포도당(설탕)을 에너지로 사용하지만, 단식을 하면 몸에 저장된 지방을 에너지로 바꾸어 사용하게 됩니다. 이때 미토콘드리아는 포도당보다 지방을 더 효율적으로 태워 더 많은 힘을 낼 수 있게 됩니다. 마치 연비가 좋은 연료로 바꿔주는 것과 같습니다. 특히 6~24시간의 단식 후에는 간에 저장된 글리코겐을 다 써버린 뒤 지방 분해가 촉진되어 케톤체가 생성됩니다. 이 케톤체는 미토콘드리아의 에너지 대사 효율을 높이고, 신경세포 보호 효과도 있습니다.

4) 발전소 자체 업그레이드(유전자 활성 조절)

단식은 미토콘드리아의 설계도와 같은 역할을 하는 유전자 활동을 좀 더 건강하게 바꿉니다. 다시 말해, 발전소 스스로 더욱 튼튼하고 효율적으로 작동하도록 업그레이드하는 것이지요.

다양한 간헐적 단식법

그렇다면 간헐적 단식을 어떻게 시작하면 좋을까요? 다양한 방법으로 실천할 수 있는데, 아래에 몇 가지를 소개하겠습니다. 그중에서 자신에게 가장 잘 맞고 지속 가능한 방식을 선택하는 것이 좋습니다.

1) 16/8 단식

하루 24시간 중 16시간은 공복을 유지하고, 나머지 8시간 동안 식사하는 방법입니다. 예를 들어, 저녁 7시에 마지막 식사를 했다면, 다음 날 오전 11시나 12시에 첫 번째 식사를 하는 방식이지요.

활동하는 8시간 동안은 2~3끼의 식사를 균형 있게 섭취할 수 있고, 잠자는 시간을 빼면 공복 상태로 활동하는 시간이 길지 않아서 초보자나 직장인들이 비교적 쉽게 적응할 수 있습니다.

2) 5:2 단식

일주일 중 5일은 평소처럼 식사하고, 나머지 2일은 하루 500~600킬로칼로리 정도로 식사를 제한하는 방법입니다. 단식일에는 탄수화물 섭취를 줄이고 단백질과 채소 위주의 식단을 구성하는 것이 일반적입니다. 체중 조절에 관심 있는 중급자에게 적합할 수 있습니다.

3) 시간 제한 급식(TRF)

하루 중 식사 시간을 특정 시간대로 제한하는 모든 형태의
단식을 포괄하는 용어입니다. 12시간 정도의 비교적 짧은 공
복부터 시작하여 점차 공복 시간을 늘려나가는 것도 좋은 방
법입니다.

예를 들어서, 처음에는 저녁 7시 이후부터 금식을 하고 다
음 날 아침 7시에 첫 식사를 시작하는 방식(12/12 단식)으로 시
작하여, 점차 14/10, 16/8 등으로 공복 시간을 늘려나갈 수 있
습니다.

단식할 때 주의사항

다만, 간헐적 단식을 안전하고 효과적으로 실천하기 위해
서는 몇 가지 중요 사항을 명심해야 합니다.

1) 수분 및 전해질 관리

단식 중에는 탈수를 예방하기 위해 하루 2리터 이상, 시간
당 200밀리리터 정도의 물을 꾸준하게 마시는 것이 중요합니
다. 특히 장시간 단식을 할 때에는 나트륨이나 칼륨과 같은 전

해질에 불균형이 발생할 수 있으므로, 어지럼증이나 피로감이 느껴진다면 물에 소량의 소금(1/4 티스푼 정도)을 타서 보충하거나 전해질 음료를 섭취하는 게 좋습니다.

필요하다면 전문가와 함께 적절한 전해질 보충 방법을 정하는 것이 안전합니다. 오메가3, 비타민D, 마그네슘과 같은 필수 영양소 섭취에도 신경 쓰고, 전문가의 상담 후 영양제를 복용하는 것을 고려해 보세요.

2) 운동은 현명하게

운동을 꾸준히 하는 것은 물론 좋지만, 단식 중에는 무리하지 않는 편이 좋습니다. 몸에 부담이 덜 되는 가벼운 걷기 운동이나 스트레칭 정도의 운동을 하는 것이 좋습니다. 고강도 운동은 에너지를 많이 소모하므로, 식사 후 1~3시간이 지난 후 실시하는 것이 좋습니다. 몸 상태를 주의 깊게 살피면서 운동 강도를 조절하세요.

3) 위험 신호를 놓치지 말 것

단식을 하다가 심한 어지럼증, 지속적인 두통, 심한 공복감으로 인한 집중력 저하, 심장이 빠르게 뛰는 느낌(심계항진), 심한 피로감, 탈수 증상(심한 갈증, 소변량 감소 등)이 나타나면 즉시 단식을 중단하고 휴식을 취해야 합니다. 이는 단식 중 체내 코르티솔 분비가 증가하고, 전해질 불균형이나 혈당 저하가 발생하기 때문입니다. 가벼운 현기증이라도 반복된다면 단식을 중단하는 것이 안전합니다. 증상이 지속되면 전문가와 상담하세요.

4) 질병이 있다면, 전문가와 상의할 것

특정한 질병을 앓고 있다면, 단식 전에 반드시 전문가인 의사와 상의한 뒤에 시행하세요! 저혈당 위험이 있는 당뇨병 환자나 임산부 또는 수유 중인 여성, 성장기 청소년, 70세 이상의 고령자, 신장 질환이나 심장 질환 등의 만성질환을 앓고 있는 분, 그리고 섭식 장애 병력이 있는 경우에는 간헐적 단식이 건강에 해로울 수 있으므로 반드시 전문가와 상담 후 신중하게 결정해야 합니다.

식사 전환을 어떻게 할까?

단식을 끝마친 뒤에 하는 첫 식사는 얼마나 즐거울까요. 하지만 우리 몸에는 매우 중요하고 부담스러운 변화이기도 합니다. 특히 오랜 시간 공복을 유지했다면, 우리 몸은 이제 막 비상사태에서 벗어난 상태나 다름없으니까요.

이때 어떤 분들은 "그동안 애써 참느라 고생했으니, 첫 식사는 맛있는 걸 실컷 먹어야지!" 하고 햄버거나 치킨, 마라탕과 같은 자극적인 음식을 마음껏 먹는 이른바 '치팅 데이'를 가지곤 합니다. 예상하시겠지만, 이런 첫 식사는 절대로 피해야 할 나쁜 습관이에요.

마치 오랜 시간 굶주린 엔진에 갑자기 불순물이 가득한 연료를 들이붓는 것과 같아서, 위장에 큰 부담을 주는 것은 물론, 애써 했던 단식의 좋은 효과마저 망칠 수 있습니다. 따라서 단식 후 첫 식사는 위장에 부담을 주지 않도록, 다음과 같이 신중하게 선택해야 합니다.

1) 소량으로 시작해서 천천히 늘릴 것

단식 후 첫 식사는 평소 식사량의 1/3 ~ 1/2 정도로 소량만 섭취하고, 천천히 시간을 두고 2~3회에 걸쳐 나누어 먹는 것이 좋습니다. 갑자기 많은 양을 섭취하면 소화 불량이나 복통을 유발할 수 있습니다.

2) 소화가 잘 되는 음식을 선택할 것

단식을 마친 뒤에는 될 수 있는 한 부드럽게 조리된 채소, 죽, 수프, 삶은 달걀, 부드러운 생선, 두부 등 소화하기에 쉬운 음식을 우선 섭취하는 것이 좋습니다.

3) 영양소 섭취 순서를 지킬 것

식이섬유가 풍부한 채소를 먼저 섭취하고, 다음으로 소화가 쉬운 단백질(흰살 생선, 닭가슴살, 두부, 달걀 등), 마지막으로 건강한 지방을 소량 섭취하세요. 이런 순서는 단식 후 식사뿐 아니라, 평소 식사할 때도 지키면 좋습니다. 혈당이 급격히 상승하는 것을 막고 소화 부담을 줄여주기 때문입니다.

4) 몸 상태를 관찰할 것

내 몸의 컨디션을 잘 관찰해야 합니다. 식사 후 속이 불편하거나 소화가 안 되는 느낌이 있다면 즉시 식사를 중단하고 휴식을 취하세요. 어지럼증, 복통, 설사 등이 심하면 단식을 중단하고 전문가와 상담하세요.

5) 이런 음식은 피하자

다음과 같은 음식은 피하는 것이 좋습니다. 흰 쌀밥, 밀가루 음식 같은 고탄수화물 식품, 튀김, 삼겹살, 크림, 치즈 같은 고지방 식품, 가공식품, 맵고 짜고 자극적인 음식은 단식 후 위장에 큰 부담을 줄 수 있으므로 피해야 합니다. 특히 고지방식은 소화 불량, 복통, 설사 등을 유발할 가능성이 높습니다. 건강한 지방(견과류, 올리브유 등)도 소량은 괜찮지만, 전체적으로 기름진 음식은 피하는 것이 좋습니다.

간헐적 단식은 미토콘드리아의 기능을 활성화하여 에너지 효율을 높이고 세포 건강에도 긍정적인 영향을 줄 수 있는 방법입니다. 하지만 명심할 점이 있습니다. 간헐적 단식은 먹는 시간을 제한하는 '시간제한 식이'입니다. '저칼로리 식이'나 '굶는 다이어트'와는 분명히 다릅니다. 무리한 다이어트를 목적으로 칼로리를 극단적으로 줄이거나, 영양 불균형을 초래하는 방식으로 단식하면 오히려 근육 손실을 유발할 수 있습니다. 미토콘드리아 활성화에 필요한 비타민과 미네랄이 부족해져 역효과가 날 수도 있지요.

따라서 개인의 건강 상태에 맞춰 신중하게 접근하는 것이 중요합니다. 특히 특정 질환이 있거나 걱정된다면 반드시 전문가와 상담 후 실천해야 합니다.

9장

미토콘드리아를 업그레이드하는 5가지 운동법

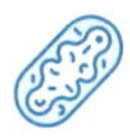

새로운 가전제품이나 자동차를 산다고 상상해봅시다. 새 부품들이 쌩쌩 돌아가는 그 느낌이 얼마나 좋은가요? 우리 몸속 미토콘드리아도 그렇게 새것으로 갈아치울 수 있다면 얼마나 좋을까요?

너무 안타까워하지 않으셔도 됩니다. 기존의 미토콘드리아를 더욱 강력하게 업그레이드하는 좋은 방법이 있으니까요. 바로 운동입니다.

자동차도 오랫동안 작동하지 않으면 방전이 되고, 배터리 기능도 훅 떨어져 버립니다. 미토콘드리아도 마찬가지입니다. 그냥 방치하면 효율이 떨어지고, 심지어 그 수가 줄기도 합니다. 하지만 적절한 운동은 잠자던 엔진에 고급 연료를 공급하고 부품을 정비하는 것처럼 미토콘드리아의 효율을 자연스럽게 향상해주죠. 지금부터 과학적인 근거를 바탕으로, 여러분의

미토콘드리아를 최적의 상태로 끌어올리는 다양한 운동 전략
들을 알아보겠습니다.

폭발적인 에너지 부스팅: 고강도 인터벌 트레이닝

짧은 시간 투자로 최대의 효과를 뽑아내는 고강도 인터벌
트레이닝(HIIT)은 그야말로 미토콘드리아의 기능을 활성화하
는 부스터입니다. 미토콘드리아 수를 늘릴 뿐 아니라 산화적
인산화 효율까지 개선하는 것으로 알려졌지요. 짧고 강렬한 운
동과 짧은 휴식을 반복하면서 강력한 자극을 주면, 미토콘드리
아가 스스로를 더 튼튼하고 효율적으로 재건축하도록 유도합
니다. 마치 단련된 군인처럼, 고강도 인터벌을 통해 활성화된
미토콘드리아는 어떠한 에너지 요구에도 끄떡없이 대응할 수
있게 됩니다. 좀 더 효과적으로 운동할 수 있는 방법을 알려드
리겠습니다.

고강도 인터벌 트레이닝 실천법

- 워밍업(5분): 가벼운 조깅, 제자리 뛰기, 스트레칭 등으로 몸의 온도
를 서서히 높여 부상을 예방합니다. 엔진 예열과 같은 과정이죠.

- 고강도 인터벌(1분): 전력 질주, 최대 강도의 자전거 페달링, 언덕 스프린트 등 심박수가 최대 심박수의 90~95퍼센트까지 치솟는 운동을 1분간 지속합니다. 숨이 턱까지 차오르고 '정말 힘들다!'라는 느낌이 들어야 합니다.

- 회복 인터벌(2분): 천천히 걷거나 가볍게 움직이면서 서서히 심박수를 낮춥니다. 격렬한 운동으로 지친 몸에 잠시 휴식을 주는 시간입니다.

- 반복(2~5회): 개인의 체력 수준에 따라 고강도-회복 인터벌 세트를 반복합니다. 처음에는 2세트부터 시작하여 점차 횟수를 늘려나가는 것이 안전합니다.

- 쿨다운(5분): 점진적으로 운동 강도를 낮추고, 스트레칭으로 마무리하여 근육의 피로를 풀어줍니다.

- 빈도: 주 2~3회 실시하는 것이 일반적이며, 운동 사이에는 충분한 휴식을 취해야 합니다.

- 주의사항: 고강도 인터벌은 짧은 시간에 큰 효과를 볼 수 있지만, 신체에 무리가 갈 수 있는 운동이므로 운동 경험이 부족하거나 기저 질환이 있는 경우 반드시 전문가와 상담 후 시작해야 합니다. 운동 중 통증이 느껴지면 즉시 중단하고 휴식을 취해야 합니다. 또한, 충분한 워밍업과 쿨다운은 부상 예방을 위해 필수입니다.

꾸준함이 답이다: 존2 운동

운동에 서툴러서 고강도 인터벌을 하는 게 어렵다면, 유산소 운동도 좋습니다. 이 운동은 우리 몸의 미토콘드리아를 마라톤 선수와 같은 지구력의 화신으로 만들어줍니다. 생합성을 촉진하여 근육 세포 내에 새로운 미토콘드리아를 만들고, 그 기능까지 효율적으로 향상하죠. 특히, 일정한 강도로 오랫동안 운동하면 미토콘드리아가 계속해서 생성되고, 지방을 에너지원으로 사용하는 능력을 극대화하여 에너지 효율을 혁신적으로 높여줍니다. 꾸준함 속에서 강력한 힘을 발휘하는 운동 방식이라 할 수 있습니다.

이러한 꾸준한 유산소 운동 중에도 특히 추천하고 싶은 것이 바로 '존2(Zone2) 운동'입니다. 존2 운동은 최대 심박수 60~70퍼센트 수준의 강도를 유지하는 유산소 운동인데요. 이 강도에서는 가볍게 땀이 나고 숨이 크게 차지 않아 옆 사람과 편안하게 대화할 수 있는 정도죠.

최대 심박수는 대략 220에서 자신의 나이를 뺀 값으로 추정할 수 있는데요. 예를 들어, 현재 40세라면 180비피엠(bpm)이 최대 심박수인 거죠. 존2 심박수는 '180×0.6=108비피엠'에서 '180×0.7=126비피엠' 정도가 됩니다. 이 심박수 범위에서 운동을 지속하는 겁니다.

이 운동이 미토콘드리아 건강에 좋은 이유는 여러 연구를 통해 다음과 같이 명확히 밝혀졌습니다.

1) 미토콘드리아 생합성 및 기능이 향상된다

존2 강도의 운동은 새로운 미토콘드리아 생성을 촉진할 뿐만 아니라, 기존 미토콘드리아의 에너지 생산 효율(산화적 인산화 능력)을 높입니다. 이는 지방을 주된 에너지원으로 더욱 효과적으로 사용할 수 있도록 미토콘드리아를 훈련하는 최적의 강도입니다. 다수의 연구에서 중간 강도 유산소 운동이 미토콘드리아 관련 유전자 및 단백질 발현을 증가시키고, 실제 근육 내 미토콘드리아의 양과 기능을 개선하는 것이 증명됐습니다.

2) 지방 연소 효율, 대사 유연성이 향상된다

존2 운동을 하면 우리 몸은 주로 지방을 에너지원으로 사용하게 됩니다. 즉, 체지방 감량에 효과적일 뿐만 아니라 탄수화물과 지방 중 필요한 연료를 효율적으로 선택하여 사용할 수 있는 대사 유연성을 길러줍니다. 대사 유연성이 좋으면 혈당 조절 능력이 향상되어 인슐린 저항성 개선 및 제2형 당뇨병 예방에도 긍정적인 영향을 미칩니다.

3) 젖산 제거 능력이 개선된다

존2 운동 중에는 생성된 젖산을 미토콘드리아가 효율적으로 처리하고 에너지원으로 재활용하는 능력이 향상됩니다. 이는 젖산 역치를 높여 더 오랫동안 피로 없이 운동을 지속할 수 있게 해줍니다.

존2 운동 실천법

- 운동 종류: 빠르게 걷기, 조깅, 자전거 타기, 수영, 에어로빅 댄스 등 다양한 형태의 유산소 운동을 즐길 수 있습니다. 어떤 운동이든 중요한 것은 자신에게 맞는 존2 강도를 유지하며 30분에서 60분 동안 지속하는 것입니다.
- 빈도: 미토콘드리아 건강과 전반적인 신체 기능 향상을 위해서는 주 3~5회 꾸준히 하는 것이 중요합니다. 규칙적인 운동 습관은 미토콘드리아를 훈련시켜 더욱 효율적인 에너지 공장으로 만들어줍니다. 그래서 엘리트 선수들조차 훈련 시간의 약 80퍼센트를 존2와 같은 저강도 운동에 할애합니다.
- 주의사항: 자신의 체력 수준에 맞춰 운동 강도와 시간을 점진적으로 늘리는 것이 중요합니다. 운동 중 호흡이 너무 가빠지거나 통증이 느껴지면 잠시 휴식을 취합시다. 또한, 운동 전후로 충분하게 수분을 섭취하는 것도 중요합니다. 탈수를 예방하고 운동 효과를

근육 속 에너지 공장을 키우다: 근력 운동

근력 운동을 하는 이유를 흔히 힘을 키우기 위해서라고 생각합니다. 당연히 맞는 말이지만, 미토콘드리아의 관점에서도 근력 운동은 중요한 역할을 합니다. 근력 운동 후에 근육 세포 내 미토콘드리아의 산소 사용 능력과 ATP 생산 능력이 향상된다는 사실이 밝혀졌기 때문입니다. 근력 운동이 단순히 근육 크기를 키우는 것을 넘어, 에너지 생산 효율까지 높이는 데 중요한 역할을 하는 것이죠.

근력 운동 실천법

- 운동 종류: 스쿼트, 런지, 팔굽혀펴기와 같은 맨몸 운동부터 덤벨, 바벨, 헬스 기구를 이용한 다양한 근력 운동이 있습니다. 우리 몸의 각 근육 그룹을 골고루 단련하는 운동을 고루 하는 것이 중요합니다.
- 운동 강도 및 세트: 각 동작을 8~12회 반복할 수 있는 무게나 강도로 2~3세트를 실시하는 것이 일반적입니다. 세트 사이에는 1~2분

정도 휴식을 취하여 근육이 회복할 시간을 줍니다.

- 빈도: 주 2~3회 근력 운동을 꾸준히 하는 것이 근육량 증가와 미토 콘드리아 기능 개선에 효과적입니다. 근육은 휴식하는 동안 성장하므로, 운동 부위가 충분히 회복될 수 있도록 운동 간격을 조절하는 것이 중요합니다.

- 주의사항: 정확한 자세로 운동해야 부상도 예방하고 운동 효과도 극대화할 수 있습니다. 처음 근력 운동을 시작한다면 전문가의 지도를 받는 것이 좋습니다. 운동 중 통증이 느껴지면 즉시 중단하고 휴식을 취해야 합니다. 근육 성장을 위해서는 운동 후 적절한 단백질 섭취가 필수적입니다.

부드러운 에너지 충전: 저강도 지속 운동

격렬한 운동이 부담스러운 날이나, 활동적인 회복을 원할 때는 저강도 지속 운동(LISS, Low Intensity Steady State)이 대안이 될 수 있습니다. 산책, 요가, 필라테스처럼 낮은 강도로 오래 지속되는 운동은 몸에 큰 부담을 주지 않으면서도 미토콘드리아의 지방 대사 능력을 부드럽게 활성화해 에너지 효율을 높이는 데 도움을 줍니다.

이러한 운동은 주로 지방을 에너지원으로 사용하는데, 그 운동 과정에서 미토콘드리아의 지방 산화 능력 역시 향상됩니다. 상대적으로 편안하게 꾸준히 할 수 있어서, 초심자에게도 좋습니다.

저강도 지속 운동 실천법

- 운동 종류: 가벼운 산책, 천천히 자전거 타기, 요가, 필라테스, 수영 등이 대표적인 저강도 지속 운동입니다. 숨이 차지 않고 편안하게 대화할 수 있는 정도의 강도를 유지하며 40~60분 동안 지속하는 것이 좋습니다.
- 빈도: 주 2~3회 꾸준히 실천하면 신체 활동량을 유지하고, 미토콘드리아의 지방 연소 능력을 향상하는 데 도움이 됩니다. 특히, 활동량이 부족한 날이나 격렬한 운동 후 회복 운동으로 활용하면 좋습니다.
- 주의사항: 운동 강도가 낮으므로 특별한 주의사항은 없지만, 운동 중 불편함이 느껴지면 즉시 중단하고 휴식을 취해야 합니다. 꾸준히 실천하는 것이 중요하며, 억지로 운동 시간을 늘리기보다는 즐겁게 지속할 수 있는 운동을 선택하는 것이 좋습니다.

잠자는 에너지를 깨우다: 공복 운동

마지막으로 소개할 운동은 공복 운동입니다. 다이어트를 할 때도 들어보셨을 텐데요. 공복 운동은 우리 몸속에 저장된 지방을 에너지원으로서 더욱 효과적으로 사용할 수 있도록 유도하여, 미토콘드리아의 효율성을 올려주는 전략이기도 합니다. 공복 운동이 미토콘드리아를 새로 만드는 스위치(AMPK와 PGC-1α 경로)를 켜는 데 효과적이라는 사실이 밝혀졌습니다. 숨겨진 잠재력을 깨울 수 있는 운동이라는 것이지요.

공복 운동 실천법

- 운동 종류: 아침 식사 전이나 최소 3~6시간 이상 금식 후 가벼운 걷기, 천천히 자전거 타기, 가벼운 조깅 등을 30~45분 정도 합니다. 강도는 최대 심박수의 50~70퍼센트를 넘지 않도록, 약간 숨이 차는 정도로 유지하는 것이 중요합니다. 운동 전에는 물 1~2잔을 충분히 마셔 탈수를 예방합니다.
- 주의사항: 공복 운동은 혈당 수치를 낮출 수 있으므로, 저혈당 위험이 있거나 당뇨병과 같은 만성질환을 앓고 있다면 반드시 전문가와 상담 후 실시해야 합니다. 운동 중 어지럼증, 떨림, 식은땀 등의 저혈당 증상이 나타나면 즉시 운동을 중단하고 간단한 탄수화물을 섭취합시다. 처음 시도하는 경우 짧은 시간부터 시작하여 점차 운동 시간과 강도를 늘려나가는 것이 안전합니다.

미토콘드리아를 업그레이드하는 다양한 형태의 운동은 이 작은 거인들을 깨우고 단련시켜, 에너지 생산 효율을 최대로 끌어올리고 노화를 막으며 만성질환을 예방하는 역할을 합니다. 제시된 운동 전략들을 바탕으로, 자신에게 맞는 운동 루틴을 찾아 꾸준히 실천한다면, 여러분은 이전과는 비교할 수 없는 활력을 경험할 것입니다.

10장

뱃살 고민 해결!
착한 지방의 놀라운 비밀

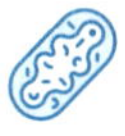

우리 몸 구석구석에 있는 뱃살이나 군살들, 그 지긋지긋한 지방 덩어리를 활활 태울 수만 있다면 얼마나 좋을까요? 미적으로도 좋고 몸에는 활력이 넘칠 텐데 말이죠. 매년 다이어트와 운동을 고민하면서도 작심삼일 불가능한 꿈처럼 여겼을지 모르지만, 놀랍게도 우리 몸은 스스로 이런 일을 해내는 방법을 알고 있습니다. 바로 백색 지방 세포 내 미토콘드리아의 밀도와 기능을 강화하여 열을 발생시키는 현상, 즉 '베이지화(Browning of White Adipose Tissue)'입니다.

이번 장에서는 백색 지방의 베이지화 현상이 무엇인지, 그리고 이 '착한 지방'이 어떻게 우리 몸의 에너지 효율을 높이고 비만, 대사 질환 등을 개선하는지 알아보겠습니다. 또한, 우리가 생활 속에서 이 놀라운 베이지화를 촉진하여 미토콘드리아의 활력을 극대화하고 뱃살 고민에서 벗어날 수 있는 효과적인 방법들도 함께 알아보겠습니다.

무조건 나쁜 게 아니다! 지방의 종류와 기능

우리 몸의 지방은 단순히 한 가지 종류가 아닙니다. 역할과 기능에 따라 크게 세 가지로 나눌 수 있지요.

1) 백색 지방(WAT)

백색 지방은 우리가 흔히 '살'이라고 부르는 지방입니다. 현대인에게는 지긋지긋한 존재로 취급받고 있지만, 본래 이 지방은 음식을 통해 얻은 열량을 중성지방의 형태로 몸에 저장하는 거대한 에너지 저장고 역할을 합니다. 주로 팔뚝, 허벅지, 그리고 복부 장기 주변에 분포하는데, 지방 방울 하나가 세포 대부분을 차지하고 미토콘드리아는 적게 가지고 있죠. 과도하게 쌓이면 복부비만, 당뇨, 심혈관 질환의 위험을 높일 수 있습니다.

2) 갈색 지방(BAT)

갈색 지방은 열을 내는 발전소입니다. 갈색을 띠는 이유는

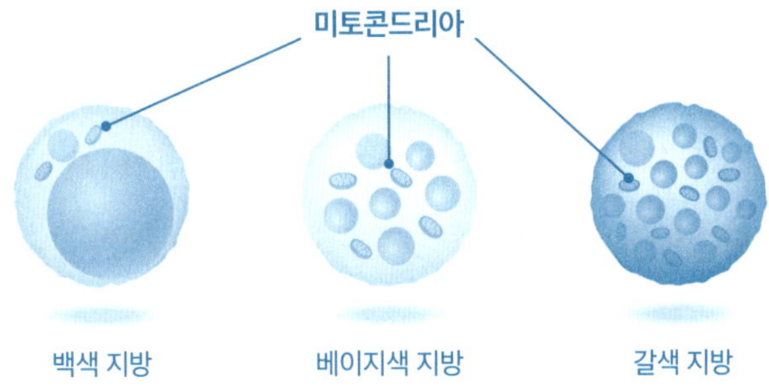

철분을 많이 함유한 다량의 미토콘드리아 덕분입니다. 이 미토 콘드리아는 열을 발생시키는 특별한 단백질을 통해 에너지를 태워 체온을 유지하는 역할을 합니다. 신생아에게 특히 풍부하 며, 성인에게는 쇄골이나 척추 주변에 제한적으로 존재합니다. 갈색 지방이 활성화되면 에너지를 소비하여 체중 조절에 좋은 효과를 줍니다.

3) 베이지색 지방

착한 지방이라 할 수 있는 베이지색 지방은 백색 지방이 추위나 운동 같은 특정 자극을 받았을 때 갈색 지방처럼 '변신' 한 형태입니다. 이 변신의 핵심은 백색 지방 세포 안에 미토콘드리아의 수가 급격히 늘어나고, 그것들이 활성화되는 것입니다. 평소에는 백색 지방과 비슷하지만, 활성화되면 갈색 지방과 동일하게 열을 생성하고 에너지를 태우는 기능을 수행합니다. 대사 건강 개선의 핵심 열쇠로 주목받고 있는 착한 지방이죠. 꾸준한 운동을 통해 이 지방을 늘리는 일은, 마치 몸 내부에 발전소를 추가로 가동하는 것과 같습니다.

착한 지방을 깨우는 4가지 방법

이처럼 백색 지방을 베이지색 지방으로 변신시키면 우리 몸에는 여러 장점이 생깁니다.

첫째, 체중 조절이 자연스럽게 이루어집니다. 베이지색 지방 1그램이 활성화되면 하루에 300~500킬로칼로리를 추가로 소모할 수 있습니다. 이는 실내 자전거 운동을 중강도로 1시간을 해야 소모되는 열량으로, 살을 빼는 데 큰 도움이 될 수 있지요.

둘째, 대사 건강이 개선됩니다. 베이지색 지방이 활성화되면 인슐린 감수성이 높아지고, 혈당 및 중성지방 수치가 낮아지는 등 전반적인 대사 기능이 좋아집됩니다.

셋째, 노화 방지 효과가 있습니다. 나이가 들수록 베이지화 능력이 감소하는데, 이를 다시 활성화하면 노화와 관련된 비만 및 대사 질환을 예방할 수 있습니다.

그렇다면 우리 몸속의 백색 지방을 어떻게 베이지화하여 미토콘드리아의 활력을 높일 수 있을까요? 일상생활에서 실천할 수 있는 다양한 전략들이 있습니다.

1) 생활 습관

· **운동**: 몸을 움직여 지방을 훈련시키는 방법으로, 백색 지방의 베이지화를 유도하는 가장 강력한 방법입니다.

· **저강도 장시간 운동**: 주 4회 30~40분 정도 빠르게 걷는다면, 근육에서 이리신이라는 호르몬을 분비시켜 베이지화를 돕습니다.

· **근력 운동**: 스쿼트나 플랭크 같은 근력 운동은 근육 내 특정 단백질을 활성화해 베이지화를 촉진합니다.

· **추위 노출**: 사우나에서 냉탕에 들어가거나 찬물에 샤워하신 적이 있나요? 이처럼 몸을 약간 쌀쌀한 환경에 노출하는 것도 백색 지방의 베이지화를 촉진하는 좋은 방법입니다. 추위 자극은 노르에피네프린 같은 신경전달물질을 자

극해 갈색 지방을 활성화하고, 일부 백색 지방 세포를 베이지색 지방처럼 변화시키는 데 도움을 줄 수 있습니다. 15도 이하 환경에서 15분 정도 활동하면 몸의 신경계가 자극되어 지방이 열을 내도록 돕습니다. 실내 온도를 19도 정도로 유지하는 것도 일상적인 자극을 제공하는 방법이 될 수 있습니다. 최근에는 블랙핑크 제니가 소개한 '콜드 플런지(Cold Plunge)'나 축구 스타 크리스티아누 호날두의 '크라이오테라피(Cryotherapy)'처럼 차가운 물이나 냉기에 몸을 노출하는 방법이 건강 회복에 좋다고 알려져 주목받고 있죠. 흥미롭게도 이러한 추위 노출과 운동을 병행할 때 미토콘드리아 활성화와 베이지화 효과가 더 커진다는 연구들도 있습니다. 이는 두 가지 강력한 활력 스위치를 함께 켜는 것과 같아서, 우리 몸의 에너지 소비 효율을 욱 극대화하는 시너지 효과를 기대해볼 수 있습니다.

· **간헐적 단식**: 미토콘드리아에 자가 개선 시간을 주는 것입니다. '16:8 단식(16시간 공복)'과 같은 간헐적 단식은 장내 미생물 환경의 변화를 유도하고, 혈관 건강 개선 및 열 생성을 촉진해 베이지화를 돕습니다.

2) 식이 조절: 식탁에서 베이지화하기!

· **매운 음식**: 매운 음식을 먹을 때를 떠올려보죠. 정신이 번
쩍 들고 온몸이 뜨거워지는 걸 느끼게 됩니다. 고추에 들
어있는 캡사이신 같은 성분은 몸의 신경계를 활성화해 베
이지색 지방의 열 생성을 촉진하는 데 도움을 줍니다. 다
만, 대부분의 매운 음식이 짜거나 단 경우가 많은데, 이러
한 매운맛은 건강에 해로울 수 있습니다. 미토콘드리아
건강을 위해서는 인공적인 양념이나 과도한 나트륨/설
탕 대신, 자연 그대로의 신선한 고추나 향신료를 활용하
여 건강하게 매운맛을 즐기는 것이 중요합니다. 다만 캡
사이신은 이로운 점만큼이나 주의가 필요합니다. 너무 많
이 먹거나 위장이 약한 분들은 속쓰림, 설사, 위장 통증이
생길 수 있습니다. 특히 위염, 위궤양, 과민성 대장증후군
이 있거나 평소 소화가 안 되는 분들은 매운 음식을 더 조
심하셔야 합니다. 만약 매운 음식을 섭취한 후 속이 아프
거나 설사가 심하다면, 섭취량을 줄이거나 잠시 중단하는
것이 현명합니다.

· **오메가-3 지방산**: 이 건강한 지방은 연어나 아마씨 등에 풍
부하게 포함되어 있습니다. 베이지색 지방의 핵심 단백질
(UCP-1) 발현을 증가시켜서 지방 연소 능력을 향상해주

는 좋은 지방이지요..

· **카페인**: 어느새 한국인에게, 특히 직장인에겐 카페인이 떼려야 뗄 수 없는 존재가 되었습니다. 우리 일상 속 '부스터 샷'인 카페인은 커피나 차에 주로 함유되어 있는데, 미토콘드리아 기능을 향상하는 데에도 기여합니다. 동시에 베이지화에도 간접적인 영향을 미칠 수 있죠. 다만, 카페인은 상황이나 사용 방식에 따라서는 오히려 에너지 시스템에 부담을 줄 수도 있어 주의가 필요합니다. 지나치게 복용하면 활성산소가 늘어나 세포막과 DNA를 공격할 수 있고, 수면 중 가장 깊은 단계인 서파 수면(Slow-wave sleep)의 비중을 줄여서 고장 난 미토콘드리아를 수리하는 미토파지 과정을 방해합니다. "난 아무리 커피를 많이 마셔도 잘 잠드는데"라고 말하는 분들도 결국 몸은 자각하지 못하는 만성피로를 겪을 수 있죠. 또한 스트레스 호르몬인 코르티솔을 자극해 몸이 한시도 쉬지 못하는 비상 상태에 빠질 수도 있습니다.

잠깐! 올바른 카페인 섭취법

첫째, 기상 후 90분 이후에 마셔야 합니다. 내 몸이 스스로 깨어날 시간을 주어야 합니다. 아침에 눈을 뜨면 몸은 이미 코르티솔을 분비하며 스스로 시동을 겁니다. 이 천연 각성제가 솟구치는 기상 직후에 카페인을 바로 들이부어서는 안 되겠죠. 몸의 고유 리듬이 안정되는, 최소한 기상 90분 뒤에 첫 잔을 마시는 것이 좋습니다.

둘째, 지방 연소의 골든타임을 공략하세요. 카페인은 특정 조건에서 지방을 태우는 가장 강력한 촉매제입니다. 가벼운 운동 전이나 15도에서 19도 사이의 약간 서늘한 실내에 노출되기 30분 전 섭취하면, 카페인이 교감신경을 적절히 자극해 갈색 지방과 베이지색 지방의 가동률을 높여줍니다.

셋째, 오후 2시 이후에는 카페인 셔터를 내리세요 세포의 완벽한 재생을 위해선 자는 동안 혈액 속에 카페인이 남아 있지 않아야 합니다. 수면의 질을 사수하고 내일의 기초 대사 능력을 지키고 싶다면, 카페인 섭취는 가급적 오후 2시 이전에 마무리하는 편이 좋습니다. 그래야만 밤사이 미토콘드리아가 온전히 정비될 수 있는 환경이 조성됩니다.

넷째, 잃어버린 수분과 미네랄을 보충하세요. 카페인을 즐긴 후에는 반드시 평소보다 더 많은 물을 마시고, 마그네슘이 풍부한 식품을 챙겨야 합니다. 이뇨 작용으로 빠져나간 미네랄을 즉시 채워주어야 미토콘드리아가 안정적으로 전압을 유지하며 에너지를 계속 만들어낼 수 있기 때문입니다.

3) 장내 미생물 관리: 장 건강이 베이지화를 돕는다

간헐적 단식을 하면 장내 유익균인 '아커만시아 뮤시니필라' 같은 특정 미생물이 증식하며 단쇄지방산(SCFA)을 많이 생성합니다. 이러한 단쇄지방산, 특히 부틸산은 베이지화를 촉진하는 데 중요한 역할을 합니다. 장 건강은 미토콘드리아뿐 아니라 지방 대사에도 직접적인 영향을 미치는 것이죠.

4) 과학적 접근: 미래의 베이지화 전략

최신 과학 연구들은 백색 지방의 베이지화를 촉진하는 다양한 메커니즘을 활발하게 밝혀내고 있습니다. 특정한 단백질들을 조절하여 베이지화를 촉진하고 비만을 치료하려는 연구가 진행 중이지요. 이러한 연구들은 부작용 없는 새로운 비만 치료제 개발에 대한 기대를 높이고 있습니다. 물론 연구 결과가 나오기 전까지는, 우리 스스로 할 수 있는 일들을 해야겠지만요.

이처럼 백색 지방의 베이지화는 단순히 지방을 줄이는 것을 넘어, 우리 몸의 에너지 대사를 근본적으로 개선하고 활력을 증진하는 놀라운 현상입니다. 추운 환경에서 산책하기, 매일 30분 걷기, 건강하게 매운 음식을 적정량 식단에 추가하기 등 일상에서 실천할 수 있는 작은 노력이 베이지색 지방을 활성화하여 당뇨병이나 비만 예방에도 큰 도움이 된다는 걸 기억합시다.

백색 지방의 베이지화는 우리 몸에 숨겨진 셀프 업그레이드 능력입니다. 이 능력을 깨우는 것은 곧 미토콘드리아를 더 강하게 만들고, 활력 넘치는 건강한 삶을 사는 중요한 방법이죠. 여러분의 작은 실천이 큰 변화를 불러올 수 있다는 것을 명심하세요.

11장

미토콘드리아를 깨우는 생활 습관

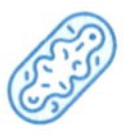

아무리 좋은 연료를 넣고 열심히 운동한다고 해도, 미토콘드리아의 기능이 떨어지는 경우도 있습니다. 바로 우리가 일상을 살아가면서 미처 인지하지 못하는 다양한 나쁜 습관들 때문에 말이지요. 아무리 최첨단 발전소라도 사소한 관리 소홀이 쌓이고 잘못된 운영 방식이 계속되면 자연스럽게 성능이 저하되는 것처럼 말이죠.

다행히도 미토콘드리아 건강을 위한 생활 습관 개선은 결코 거창하거나 어려운 일이 아닙니다. 우리 주변 환경을 현명하게 관리하고, 스트레스를 다스리며, 충분한 휴식을 취하는 등 사소해 보이는 습관들이 모여 미토콘드리아에 좋은 변화를 불러올 수 있습니다.

또한 우리는 생활 습관을 개선해 유전자도 조절할 수 있습니다. 부모로부터 물려받은 유전자는 바꿀 수 없지 않냐고 할 수 있는데, 유전자에는 스위치가 있어 이 스위치를 켜고 끄면서 특정 기능을 작동하게 할 수도 있고 반대로 멈추게 할 수 있습니다.

이를 '후생유전학(epigenetics)'이라고 부르는데요. 당연히 DNA 염기서열 자체는 바뀌지 않고 그대로지만, 유전자에 '메틸기'라는 작은 화학물질이 붙거나 떨어지면서 유전자의 기능이 켜지기도 하고 꺼지기도 하는 것입니다. 예를 들어 스트레스를 많이 받거나 나쁜 식습관을 오래 유지하게 되면, 우리 몸을 보호하는 유익한 유전자 스위치가 '꺼져서' 건강에 해로운 단백질이 많이 만들어질 수 있습니다. 반대로 건강한 생활 습관을 유지하면 좋은 유전자 스위치가 '켜져서' 우리 몸이 더 건강하게 작동하게 되는 것이지요. 이처럼 내가 어떻게 살고, 무엇을 먹고, 어떤 환경에서 지내는지가 내 유전자의 작동 방식에도 영향을 줄 수 있다는 것, 이것이 바로 후생유전학의 핵심입니다.

이러한 관점에서 볼 때, 미토콘드리아의 건강 또한 우리 몸의 유전자 스위치 조절과 간접적으로 연관될 수 있습니다. 특히 미토콘드리아에서 생성되는 다양한 대사 산물들, 예를 들어 항노화 작용을 하는 니코틴아미드 아데닌 다이뉴클레오타이드(NAD+, 일명 나드)나 아세틸-CoA 같은 물질들은 유전자 발현에 관여하는 효소들의 활성에 영향을 미쳐 후생유전학적 변화를 유도할 수 있습니다. 실제로 미토콘드리아 기능 이상은 DNA 메틸화 패턴 변화를 유발하여 암이나 노화 관련 질병을 일으킬 수 있다는 연구들도 있습니다. 결국 우리의 생활 습관은 미토콘드리아의 활력을 넘어 우리 유전자에도 영향을 줄 수 있는 거죠.

충분한 수면은 왜 중요한가

충분한 수면의 중요성은 아무리 강조해도 부족하지 않습니다. 하루 종일 지친 몸과 마음에 휴식을 주는 시간이자, 다음 날 미토콘드리아가 다시금 활발히 에너지를 생산하기 위한 필수적인 재정비 시간이지요. 우리가 밤새 스마트폰을 충전해서 다음 날 쌩쌩하게 사용하는 것처럼, 7~8 시간 정도의 충분한 수면은 미토콘드리아 회복에 중요한 역할을 하며, 에너지 대사의 균형을 돕습니다.

반대로 수면이 부족하게 되면 스트레스 호르몬인 코르티솔 분비가 늘어나게 됩니다. 이는 미토콘드리아의 기능을 저하하고 산화 스트레스를 늘릴 수 있지요.

수면은 시간만큼이나 규칙적인 패턴을 지키는 것이 중요합니다. 이는 스트레스 반응을 완화하고, 미토콘드리아가 효율적으로 에너지를 생산하는 데 필요한 환경을 조성합니다. 또한, 잠자는 동안에는 세포의 자가 포식 작용이 활발해져 손상된 미토콘드리아를 제거하고 새로운 미토콘드리아 생성을 촉진하는 데 도움을 줍니다.

간단한 실천법

- 규칙적인 수면 시간: 매일 같은 시간에 잠자리에 들고 일어나는 습관을 들여서 생체 리듬을 안정시키는 것이 중요합니다. 주말이나 쉴 때에도 가능한 한 평일과 비슷한 수면 패턴을 유지하는 것이 좋습니다.
- 밤 시간대 빛 노출 자제: 스마트폰, 태블릿 등 전자기기에서 나오는 블루라이트는 수면 호르몬인 멜라토닌 분비를 억제하여 수면의 질을 떨어뜨립니다. 잠들기 최소 1시간 전에는 전자기기 사용을 자제하고, 침실 조명은 어둡게 유지하는 것이 숙면에 큰 도움이 됩니다.
- 최적의 수면 환경 조성: 조용하고 어두우며, 적절한 온도를 유지하는 침실 환경을 만드는 것이 숙면에 도움이 됩니다. 암막 커튼, 귀마개, 가습기 등을 활용해 보세요.
- 수면 의식 만들기: 따뜻한 물로 샤워하거나, 잔잔한 음악을 듣거나, 가벼운 독서를 하는 등 잠들기 전에 규칙적인 이완 활동을 하는 것이 좋습니다.

마음의 짐을 가볍게! 스트레스 관리법

만병의 근원이자 매일 끊임없이 우리를 짓누르는 스트레스는 미토콘드리아의 에너지 생산 라인에 과부하를 일으킵니다. 만성적인 스트레스는 미토콘드리아의 기능을 저하할 뿐 아니라, DNA 손상과 산화 스트레스 증가를 유발하여 에너지 생산 효율을 떨어뜨리고 피로감을 증폭시킵니다. 따라서 스트레스를 효과적으로 관리하는 것은 미토콘드리아 건강을 지키는 데 매우 중요합니다. 또한, 그중에서도 근육 이완은 신체적·정신적 긴장을 동시에 해소하는 강력한 도구이지요.

스트레스는 우리 몸의 자율신경계를 활성화해 근육을 긴장시키고 혈관을 수축시킵니다. 이러한 지속적인 근육 긴장은 통증을 유발하고, 혈액 순환을 저해하여 미토콘드리아에 산소와 영양소 공급을 원활하지 못하게 만듭니다. 또한, 신체적인 불편함은 정신적인 스트레스를 더 심화시키는 악순환을 초래하기도 합니다.

안타깝게도 스트레스 자체를 완전히 없애는 것은 불가능하지만, 스트레스 호르몬의 분비를 줄이는 것은 충분히 가능합니다. 특히, 근육을 이완하는 활동은 실제로 스트레스 호르몬 분비를 줄이죠. 하지만 이미 스트레스 호르몬이 과도하게 분비된 후에는 근육을 이완해도 그 효과를 온전히 보기 어렵습니다. 따라서 스트레스 호르몬이 나오기 전에, 즉 스트레스 상황이 발생하기 전이나 스트레스가 쌓이기 시작할 때 근육을 충분히 잘 이완시켜주는 것이 무엇보다 중요합니다. 미리미리 몸의 긴장을 풀어주는 습관을 길러야 하는 이유입니다.

간단한 실천법

- 명상: 규칙적인 명상은 스트레스 호르몬 수치를 낮추고 심신을 안정시키는 데 효과적입니다. 현재의 순간에 집중하는 명상을 통해 마음의 평온을 찾아보세요.
- 심호흡: 가슴이 푹 내려앉도록 크게 한숨을 내쉬어 보세요. 최근 스탠포드대학교의 연구에 따르면 주기적인 한숨 쉬기만으로도 스트레스가 완화된다는 것을 보여주었습니다. 간단하고 비용도 들지 않아, 언제 어디서든 누구나 할 수 있는 방법입니다. 이 외에도 일정한 패턴과 구조를 갖춘 심호흡법도 시도해볼 수 있습니다. 이러한 심호흡법은 자율신경계의 조절을 도와 신체적·정신적 안정감을 높이고, 스트레스 호르몬(코르티솔) 분비를 감소시키며 긍정적인 감정 증진에도 도움을 줄 수 있습니다. 흥미롭게도 흡연 행위도 일종의 심호흡 운동이 됩니다. 실제로 흡연자가 담배를 피우며 느끼는 안정감은 깊은 흡기-호기 리듬과 유사한 면이 있습니다. 그러면 담배를 피우는 게 건강에 좋다는 말일까요? 해로운 흡연 없이도 심호흡을 통해 유사한 효과를 낼 수 있습니다. 이는 스트레스 상황에

서 우리가 무의식적으로 길고 깊은 호흡을 통해 신경계를 진정시키려는 인체의 자연스러운 반응을 봐도 알 수 있죠. 몇 가지 호흡법을 계속해서 알려드리겠습니다.

- 한숨 호흡(Cyclic Sighing): 코로 깊게 숨을 들이쉰 다음, 한 번 더 짧게 들이마셔 폐를 최대한 팽창시킵니다. 이후 입으로 천천히 길게 내쉬는 과정을 5분간 반복합니다. 단 1~3회만 해도 즉각적으로 진정 효과를 느낄 수 있습니다.

- 복식호흡(Diaphragmatic Breathing): 편안하게 앉거나 누워서 한 손은 가슴, 다른 손은 배 위에 올립니다. 가슴은 최대한 움직이지 않게 하고 코로 천천히 숨을 깊게 들이쉴 때 배가 부풀어 오르는 것을 느낍니다. 입술을 오므리고 천천히 내쉬면서 배가 자연스럽게 들어가도록 합니다. 1회 4~5초 들이마시고, 4~6초 내쉬는 것을 5~10분 반복합니다.

- 박스호흡(Box Breathing, 사각호흡): 4초간 천천히 숨을 들이쉬고, 다시 4초간 숨을 멈춥니다. 이후 4초간 천천히 내쉬고 4초간 다시 숨을 멈춥니다. 이 네 단계를 반복하며 5~10분간 연습합니다.

- 4-7-8 호흡법: 4초간 코로 숨을 들이쉽니다. 7초간 숨을 멈춥니다. 8초간 입으로 천천히 내쉽니다. 이 과정을 4회 반복 후, 점차 횟수를 늘립니다.

- 스트레칭: 간단한 스트레칭은 언제 어디서든 쉽게 근육의 긴장을 풀 수 있는 효과적인 방법입니다. 목, 어깨, 등, 다리 등 뭉치기 쉬운 부위를 중심으로 부드럽게 늘려주면 혈액 순환이 개선되고 근육의 피로가 풀립니다. 매일 아침저녁으로 5~10분 정도 스트레칭하는 습관을 들이세요. 만약 스트레칭이 힘들다면, 고개를 좌우로

천천히 움직이며 목의 긴장을 풀어주는 것만으로도 효과를 볼 수 있습니다.

- 마사지: 마사지는 외부 압력을 통해 근육의 긴장을 직접적으로 풀어주고 혈액 순환을 촉진하는 효과가 있습니다. 전문가의 마사지를 주기적으로 받거나, 폼롤러나 마사지 볼을 이용하여 스스로 근육을 풀어주는 것도 좋은 방법입니다. 따뜻한 물로 샤워하거나 반신욕을 하는 것도 근육을 이완하는 데 많은 도움이 됩니다.

- 가벼운 운동: 걷기, 요가, 필라테스 등 가벼운 운동은 스트레스를 해소하고 기분을 전환하는 데 도움이 됩니다. 특히 요가와 필라테스는 스트레칭 동작을 통해 근육의 긴장을 부드럽게 풀어주는 효과가 뛰어납니다.

- 취미 활동: 자신이 좋아하는 활동에 몰두하는 것은 스트레스를 잊고 즐거움을 느끼게 해줍니다. 뜨개질, 그림 그리기, 악기 연주 등 손을 사용하는 활동은 신체의 긴장을 완화하는 데 도움이 될 수 있습니다.

- 사회적 지지 활용: 친구, 가족, 동료와 대화하며 자신의 감정을 공유하고 지지받는 것은 스트레스 해소에 큰 도움이 됩니다. 따뜻한 스킨십 또한 옥시토신 분비를 촉진하여 스트레스 완화에 효과적입니다.

햇볕 쬐기의 중요성

햇볕을 자주 쬐는 습관이 좋다는 말을 많이 들어보셨을 겁니다. 왜 그럴까요? 따뜻하게 햇볕을 쬐면 우리의 기분도 좋아지지만, 미토콘드리아의 기능에도 긍정적인 영향을 미칩니다. 바로 햇볕이 비타민D의 주요 공급원이기 때문이죠. 적절하게 햇볕을 쬐는 과정에서 자연스럽게 생성된 비타민D는 우리 몸의 칼슘 흡수를 돕고, 미토콘드리아의 기능 유지와 에너지 생산에 중요한 역할을 합니다. 비타민D는 미토콘드리아 DNA를 보호하고, 미토콘드리아의 산화적 인산화 과정을 조절하는 데 관여하기에, 적절한 햇볕 쬐기를 통해 충분한 비타민D를 유지하는 것이 좋습니다.

간단한 실천법

- 햇볕 쬐기: 오전이나 오후 시간대에 하루 15~20분 정도 팔이나 다리 등을 햇볕에 직접 노출하는 것이 좋습니다. 점심을 먹고 간단하게 산책하는 것도 좋겠지요. 단, 자외선이 강한 시간대(오전 10시~오후 4시)에는 장시간 노출을 피하고, 외출 시에는 선크림을 꼼꼼히 바르는 것이 중요합니다.
- 야외 활동 활용: 창문을 통해 들어오는 햇빛은 비타민D 합성에 효과적이지 않습니다. 가능하다면 야외 활동 시간을 확보하세요.
- 식품 및 보충제 활용: 만약 햇볕을 적정 시간 쬘 수 없는 환경에 있다면, 비타민D가 풍부한 등푸른생선이나 버섯 등을 끼니 때 섭취하거나, 전문가와 상담 후 비타민D 보충제를 먹는 것도 고려할 수

수분은 충분하게 섭취하자

우리 몸의 약 60~70퍼센트는 물로 이루어져 있습니다. 물은 세포 내 모든 화학반응이 원활하게 이루어지도록 돕는 필수 요소이기도 하지요. 미토콘드리아 역시 에너지 생산 과정에서 물을 필요하기에, 평소 충분하게 수분을 섭취하는 것은 미토콘드리아의 기능을 효율적으로 유지하는 데에도 매우 중요합니다. 충분한 수분은 몸속 에너지 순환을 돕고 노폐물을 배출합니다.

따라서 평소에도 수분을 충분히 섭취하는 습관을 들이는 것이 좋습니다. 탈수 상태가 오랫동안 유지되면 혈액의 점도가 높아져서 산소와 영양소의 세포 전달을 방해하고, 미토콘드리아의 에너지 생산 효율 역시 떨어뜨립니다. 또한, 수분 부족은 신진대사 저하와 피로감 증가의 원인도 됩니다.

간단한 실천법

- 하루 6~8잔 꾸준히 마시기: 목마르기 전에 규칙적으로 물을 마시는 습관을 들이세요. 컵이나 물병을 가까이에 두고 수시로 마시는

것이 좋습니다.

- 다양한 음료 활용: 물 외에도 녹차, 허브차 등 카페인 함량이 적은 음료를 통해 수분을 보충할 수 있습니다. 다만, 설탕 함량이 높은 음료는 피하는 것이 좋습니다.
- 운동 후 수분 보충: 운동 중에는 땀으로 수분이 많이 손실됩니다. 따라서, 운동 전후와 운동 중에도 충분히 물을 마시는 것이 중요합니다.
- 수분 섭취량 늘리기: 더운 날씨나 활동량이 많은 날에는 평소보다 물 섭취량을 늘리는 것이 좋습니다.

세포를 보호하는 생활 환경

우리 몸속 발전소의 기능을 위협하고 저하하는, 우리 주변의 보이지 않는 적들이 있습니다. 바로 미세먼지, 농약, 제초제, 가정용 화학 세정제, 플라스틱 첨가 물질(비스페놀 A, 프탈레이트 등), 산업 화학물질, 담배 연기, 매연, 중금속(납, 수은, 카드뮴 등)과 같은 다양한 환경 독소들이 대표적입니다. 이러한 환경 독소에 노출을 최소화하는 것이 미토콘드리아를 건강하게 유지하는 데 매우 중요합니다.

간단한 실천법

- 실내 환경 관리: 정수기를 사용해 깨끗한 물을 마시고, 친환경 세제 및 세정제를 사용하여 실내 화학물질 노출을 줄이며, 주기적으로 환기해 실내 공기 질을 관리합시다. 새 가구나 건축 자재에서 나오는 유해 물질을 줄이기 위해서는 베이크 아웃(실내 온도를 높여 자재나 가구에서 나오는 유해 물질을 방출하는 것)이나 충분한 환기가 중요합니다.

- 실외 활동 주의점: 야외 활동을 할 때는 미세먼지 농도를 확인하고, 높은 날에는 미세먼지 마스크를 착용하는 것이 좋습니다. 농업 지역이나 산업 시설 주변에서는 농약, 제초제, 화학물질 노출을 피하고, 부득이하게 노출될 때는 반드시 보호 장비를 착용합니다.

- 개인용품 선택: 플라스틱 용기 대신 유리나 스테인리스 용기를 사용하고, 화장품이나 생활용품을 선택할 때 유해 화학물질 함유 여부를 꼼꼼히 확인하는 것이 좋습니다.

- 흡연 및 간접흡연 피하기: 담배 연기에는 수많은 유해 화학 물질이 포함되어 있습니다. 직접 흡연도 건강에 해롭지만, 간접흡연도 피해야 합니다.

- 음식 관리: 우리가 매일 먹는 음식, 특히 해산물을 먹을 때에는 그 종류와 섭취량 및 섭취 방법에 따라 미세플라스틱과 중금속 노출 정도가 크게 달라질 수 있습니다. 여과섭식 방식으로 먹이를 섭취하는 조개류(바지락, 홍합, 굴, 꼬막, 가리비, 키조개)는 해수 속 입자를 함께 걸러 먹기에 미세플라스틱에 가장 많이 노출되는 해산물 군입니다. 실제로 시판 조개류를 분석한 연구들은 미세플라스틱이

피로 해방

내장 부위에 집중됐다고 보고하고 있습니다. 지나치게 많이 먹지는 말고, 먹을 때는 내장을 완전히 제거하고 먹는 편이 좋습니다. 또한 먹이사슬 상위에 있는 대형 포식어(참치, 황새치, 상어 등) 역시 자주, 많이 섭취하는 것은 자제하는 것이 좋습니다.

- 좋은 소금 고르기: 생존을 위한 필수품인 소금 역시 환경적 관점에서 다시 살펴볼 필요가 있습니다. 천일염은 바닷물을 염전으로 끌어들여 햇빛과 바람으로 만든 소금이고, 암염은 과거 바다였던 지역의 소금층이 지질 변화를 거쳐 형성된 광산 소금입니다. 여러 나라에서 시판 소금을 분석한 연구들에 따르면, 바다 소금보다는 암염의 미세플라스틱 농도가 더 낮다고 합니다. 이는 산업화 이후 오염된 해수가 소금의 생산에도 영향을 끼친다는 것을 시사합니다. 다만 암염 역시 완전히 무오염이라고 볼 수는 없습니다. 따라서 원산지가 분명하고 정제 과정이 잘 관리되어 불순물 제거가 충분히 이루어진 제품을 고르는 것이 좋습니다.

충분한 수면, 스트레스 관리, 적절한 햇빛 쬐기, 충분한 수분 섭취, 그리고 깨끗한 환경 유지.

이 다섯 가지 생활 습관은 얼핏 너무 사소해 보일 수 있습니다. 하지만 이 작은 습관들이 쌓여서 미토콘드리아를 건강하고 효율적으로 유지하는 걸 돕습니다. 특히 주변의 환경 독소로부터 우리 몸을 보호하는 일은 세포의 활력을 지키는 데 있어 매우 중요합니다.

12장

나에게 딱 맞는
보충제를 고르는 법

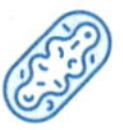

우리 몸에 필요한 영양소를 섭취하는 가장 좋은 방법은 바로 매끼 균형 잡힌 식사를 하는 것입니다. 하지만 특정한 상황에서는 보충제의 도움을 받는 것도 좋은 방법입니다. 다만, 보충제를 먹는 것이 모든 사람에게 같은 효과를 가져다주는 것은 아니므로, 어떤 것을 어느 정도 섭취해야 할지는 신중하게 고민하는 것이 좋습니다.

미토콘드리아가 에너지를 생산하는 과정은 매우 복잡하고 정교한데, 일반적으로 다음과 같은 영양소들이 미토콘드리아의 효율을 높이는 윤활유나 촉매제 역할을 하는 것으로 알려져 있습니다.

코엔자임 Q10: 핵심 조효소 겸 강력한 항산화제

앞에서도 간단하게 살펴보았지만, 코엔자임 Q10 이른바 코큐텐은 미토콘드리아 내 에너지 생산의 핵심 과정에 필수적인 엔진 오일과 같은 역할을 합니다. 핵심 조효소이자 강력한 항산화 작용으로 미토콘드리아를 활성산소의 위협으로부터 보호하죠. 안타깝게도 우리 몸의 코큐텐 생산 능력은 20세 이후 서서히 감소합니다. 특히 40대 이후부터 감소 속도가 눈에 띄게 빨라지며, 70대에 이르면 청년기와 비교해 절반 수준까지 떨어진다는 분석도 있지요.

이는 마치 오래된 엔진의 성능이 점점 떨어지는 것과 같아서, 미토콘드리아 기능을 저하하고 노화 진행을 부추깁니다. 또한, 콜레스테롤 수치를 낮추기 위해 복용하는 스타틴 계열 약물은 체내 코큐텐 합성을 방해할 수 있으므로, 이럴 때는 코큐텐 보충을 하는 편이 좋습니다. 코큐텐 보충제는 이러한 상황에서 미토콘드리아의 에너지 생산을 원활하게 하고 항산화 방어력을 강화하는 데 도움을 줍니다.

알파 리포산: 만능 정비사이자 효율 부스터

알파 리포산은 에너지를 더 만들어내는 물질이 아니라, 에너지 대사가 막히지 않도록 흐름을 정리하는 물질에 가깝습니다. 식후에 유난히 피로가 심하게 몰려오거나 스트레스 상황에서 몸이 쉽게 처지는 경우, 또는 대사 부담이 큰 생활 습관을 유지하고 있다면 보조적으로 고려해볼 수 있습니다. 다만 알파 리포산은 혈당에 영향을 줄 수 있으므로, 당뇨병 약물이나 인슐린을 사용 중이라면 반드시 전문가와 상의한 뒤 섭취하는 것이 바람직합니다.

비타민B군과 마그네슘: 에너지 '결제'와 생산 효율 증진

비타민B군과 마그네슘은 미토콘드리아를 '업그레이드'해주는 영양소라기보다는, 에너지 시스템이 멈추지 않도록 지탱해주는 기본 인프라에 해당합니다. 만성피로와 무기력, 집중력 저하가 지속되거나 스트레스가 많아 카페인 의존도가 높아진 경우, 식사가 불규칙하거나 극단적인 식이 제한을 하고 있다면 비타민B군과 마그네슘 부족 여부를 한 번쯤 점검해볼 필요가 있습니다. 음주 빈도가 잦은 경우에도 알코올로 인해 비타민B군 소모가 증가할 수 있습니다. 이 경우 보충은 '추가적인 강화'가 아니라, 기초적인 복구 작업에 가깝습니다. 다만 수용성 비타민이라고 해서 고용량을 장기간 섭취하는 것이 항상 더 좋은 선택은 아니므로, 특정 한 가지 성분에 치우치기보다는 균형 잡힌 형태로 자신의 상태에 맞게 섭취하는 것이 바람직합니다.

새로운 조력자들

최근에는 미토콘드리아를 생성하고, 손상된 미토콘드리아를 제거하며, 에너지 대사 효율을 높이는 다양한 보충제에 관한 연구가 활발히 진행되고 있습니다.

1) 니코틴아미드 모노큐클레오타이드(NMN)

미토콘드리아 기능과 세포 에너지 대사에 중요한 수치를 높이는 데 도움을 줄 수 있습니다. 세포 관리자인 NAD+는 세포 에너지 대사와 미토콘드리아 기능 유지에 중요한 역할을 하며, NMN은 NADH의 원료인데 나이가 들수록 체내 농도가 감소하는 것으로 알려져 있습니다. 현재까지의 연구를 보면, 동물 실험에서는 NMN의 효과가 비교적 뚜렷합니다. 노화된 쥐에서 근육 기능과 대사 지표가 젊은 개체에 가까운 수준으로 회복되었고, 미토콘드리아 기능을 개선했다는 결과도 보고되었죠. 반면 인간 대상 연구는 아직 초기 단계로, 소규모 임상 시험에서 안전성과 일부 대사 지표 개선이 관찰되었지만, 수명 연장이나 노화의 근본적 역전을 단정하기에는 근거가 충분하지 않습니다.

한편 NMN은 우리 몸의 세포 대사와 활성도를 높이는 특성도 있습니다. 다시 말해, 만약 암이나 종양성 질환을 앓고 있다면 섭취 전에 반드시 주치의와 상의한 뒤에 복용 여부를 결정해야 합니다.

종합하면 NMN은 '기적의 항노화 물질'이라기보다, 현재 과학계가 주목하고 있는 유망한 가능성의 영역으로 이해하는 것이 적절합니다.

2) 피롤로퀴놀린 퀴논(PQQ)

PQQ는 미토콘드리아의 기능 자체보다도, 미토콘드리아의 수와 질에 영향을 줄 수 있는 신호 물질로 주목받고 있습니다. 특히 미토콘드리아 생합성과 관련된 경로에 관여할 가능성이 제기되며 연구가 진행되었죠. 현재 근거는 주로 동물 및 세포 실험에 기반하는데, 전임상 연구에서는 PQQ가 미토콘드리아 생합성과 연관된 신호 경로를 활성화하고, 산화 스트레스를 완화하며, 대사 기능 저하를 개선하는 방향의 결과들이 보고되었습니다. 이는 PQQ가 미토콘드리아의 성능을 직접 높이기보다는, 노후된 미토콘드리아를 보강할 수 있는 환경을 조성할 가능성을 시사합니다.

다만 인간 대상 임상 연구는 제한적이며, 수면의 질이나 피로감 같은 주관적 지표에서 일부 개선이 보고된 수준입니다. 따라서 이를 근거로 미토콘드리아 생성을 확정적으로 증가시키거나 노화를 억제한다고 단정하기는 어렵습니다.

종합하면 PQQ는 미토콘드리아 기능 저하가 누적된 상태에서 보조적으로 검토해볼 수 있는 후보 물질에 가깝습니다. 장기 복용에 대한 자료는 아직 충분하지 않으므로, 임신·수유 중이거나 만성질환이 있는 경우에는 전문가와 상의하는 것이 바람직하죠. PQQ 역시 과도한 기대보다는 현재의 연구 수준과 한계를 인식한 균형 잡힌 접근이 필요합니다.

3) 카르니틴

앞서 언급했듯이, 지방산이 미토콘드리아 내부로 원활하

게 이동하여 에너지로 사용되도록 돕는 역할을 합니다. 주로 동물성 식품에 풍부하므로, 채식을 오랫동안 지속하면 체내 카르니틴 수치가 낮아질 가능성이 있어 보충제가 도움이 될 수 있습니다.

약물로 치료할 순 없을까?

특정 상황에서는 미토콘드리아의 건강을 더 적극적으로, 그러니까 약물을 통한 기능 개선이 필요한 경우도 있습니다. 실제로 미토콘드리아의 기능을 직접적으로 향상하거나 손상을 줄여주는 약물들이 활발히 연구되고 있으며, 일부는 이미 임상 현장에서 사용되고 있습니다.

다만, 다소 전문적인 지식이 필요하고, 처방을 받는 데에도 의사와 같은 전문가의 진단이 필수적입니다. 여기서는 과연 어떤 질환에 적용될 수 있는지 간단하게만 살펴봅시다.

1) 글루카곤 유사 펩타이드-1(GLP-1) 유사체

요즘 잘 알려진 비만 치료제로 마운자로, 위고비, 삭센다 같은 약물 이름을 한 번쯤은 들어봤을 것입니다. 이 약물들

은 체중 감량 효과뿐 아니라, 당뇨병 치료제인 오젬픽과 함께
'GLP-1 유사체'로 분류되며, 최근에는 미토콘드리아에도 긍
정적인 영향을 줄 가능성이 제기되고 있습니다. GLP-1은 식
욕과 혈당 조절에 중요한 역할을 하며 미토콘드리아 대사 경
로와 항산화에 간접적인 영향을 줄 수 있다는 연구 결과들이
보고되고 있습니다. 다만 동물 실험이나 세포 실험 단계를 넘
어, 인체에서 일관된 효과를 주는지에 대해서는 아직 추가 검
증이 필요합니다.

요요를 막는 비법

다이어트를 하거나 약으로 효과를 본 사람도, 정작 시간이 지나거나
약을 끊고 나면 다시 살이 찌는 경우가 많습니다. 왜 그럴까요? 식욕
만 억제했을 뿐, 제대로 된 식습관을 배우고 바꾸는 기회를 놓쳤기
때문입니다.

약이 잠시 식욕과 배고픔을 줄여줄 수 있습니다. 하지만 그것을 통해
벌게 된 시간은 그저 흘려보낼 것이 아니라, 평생의 식습관을 바꿀
수 있는 훈련의 시간이기도 합니다. 평소라면 버티기 어려운 밀가루
음식, 가공식품, 나쁜 기름, 자극적인 음식을 자연스럽게 멀리할 절
호의 기회죠. 이 시기를 활용해 왜 이러한 음식들이 해로운지 이해하
고, 실제로 몸으로 느끼며 '맛의 기준'을 재설정해야 합니다.

이 과정에서 몸은 분명한 신호를 보냅니다. 건강한 음식을 먹으면 장

이 편안해지고, 대변도 가볍게 잘 나오며, 잔변감이 줄어들어 하루의 컨디션이 한결 상쾌해집니다. 반대로 자극적인 음식이나 가공식품을 먹으면 소화 상태가 달라지고 변비나 잔변감이 생길 수 있습니다. 이러한 불편함은 장에서 끝나지 않고, 머리가 무겁고 몸이 쉽게 피로해지는 전신 컨디션 저하로 이어지게 됩니다. 결국 장이 가벼워야 뇌도 가벼워진다는 사실을 몸으로 배우게 되는 것이지요.

여기서 반드시 짚고 넘어가야 하는 부분이 있습니다. 다이어트를 할 때 극단적으로 칼로리만 줄이는 방식은 매우 위험하다는 것입니다. 영양 결핍은 윤활유 없이 공장을 억지로 돌리는 일과 같습니다. 처음에는 그럭저럭 돌아가는 듯 보이지만, 곧 기계가 마모되고 손상되겠지요. 우리 몸도 마찬가지입니다. 근육량 감소, 호르몬 불균형, 미토콘드리아 기능 저하로 이어질 수 있지요. 따라서 핵심은 '얼마나 적게 먹을까'가 아니라 '무엇을 어떻게 먹을까'가 되어야 합니다.

다이어트약을 복용하는 동안 제대로 된 식습관을 기를 수 있다면, 더 이상 약을 끊은 뒤에 요요에 시달리지도 않을 것이고, 다이어트가 단순한 체중 감량을 넘어서 평생의 건강을 챙길 수 있는 중요한 전환점이 될 것입니다.

2) SGLT2 억제제

포시가, 자디앙과 같은 SGLT2 억제제는 원래 혈당을 낮추기 위해 개발된 약물입니다. 하지만 최근 연구를 통해 미토콘드리아 기능 개선과도 관련이 있음이 밝혀지고 있습니다. 이 약물들은 세포 내 에너지 생산 환경을 개선하고, 오래되거나 손상된 미토콘드리아를 제거하는 미토파지 과정을 촉진하는 것으로 보입니다.

또한 활성산소의 생성을 줄이고 에너지 효율을 높이는 데 기여할 수 있다는 연구 결과들도 보고되고 있는데요. 동물 실험 및 세포 실험 단계에서는 비교적 일관된 효과가 관찰되었으며, 사람을 대상으로 한 대규모 임상 연구에서도 심장과 콩팥을 보호하는 효과가 확인되었습니다. 다만, 아직까지는 주로 당뇨병 치료에 사용되며, 전문의의 진단과 처방이 반드시 필요합니다.

3) 미토콘드리아 표적 항산화제

MitoQ는 코큐텐과 유사한 구조를 가진 합성 물질로, 미토콘드리아를 표적으로 하는 항산화제입니다. 세포 내 미토콘드리아에 선택적으로 축적되어 활성산소로부터 미토콘드리아를 보호하고, 세포 건강과 에너지 생산을 지원하는 것을 목표로 개발되었죠.

아직까지는 주로 건강기능식품 형태로만 판매되고 있으며, 동물 연구에서는 다양한 질병 모델에서 긍정적인 결과가 보고되었습니다. 다만, 사람을 대상으로 하여 명확하게 질병 치료 효과를 입증하기 위해서는 아직 더 많은 연구가 필요합니다.

4) 미토파지 촉진제

라파마이신과 같은 약물은 미토파지 과정을 촉진해 세포를 보다 건강한 상태로 유지하는 데 도움을 줄 수 있습니다. 다만 동물 연구에서는 미토파지 촉진과 항노화 효과가 관찰되었지만, 사람에게 적용하기 위해서는 임상 연구가 더 필요합니다. 또한 당뇨병 유발, 폐 손상, 면역력 저하와 같은 부작용 가능성도 보고되고 있죠. 아직까지 라파마이신은 주로 면역억제제로 사용되고 있습니다.

5) 기타 약물

베자립은 혈중 지방 수치를 낮추기 위해 사용되는 약물입니다. PPAR 수용체를 활성화해 지방산 대사를 촉진하고 중성지방을 낮추는 역할을 하지요.

그런데 흥미롭게도 이 약물은 단순한 지질 조절을 넘어, 미토콘드리아 생합성을 촉진하거나 손상된 미토콘드리아를 안정화해 에너지 생산 효율을 높일 수 있다는 연구 결과들이 보고되고 있습니다. 이 역시 안전하고 효과적으로 사용되기 위해서는 추가 연구가 필요합니다. 하지만 미토콘드리아 건강을 위한 새로운 가능성을 제시한다는 점에서 주목할 만한 약물입니다.

위에서 살펴본 약물들은 엄밀한 연구를 통해 미토콘드리아 기능에 긍정적인 영향을 줄 가능성이 보고되고 있습니다. 하지만 대부분은 특정 질환의 치료를 목적으로 개발된 전문의약품으로, 미토콘드리아 기능 개선은 어디까지나 부수적인 효과에 해당합니다.

따라서 미토콘드리아 건강 자체를 목적으로 이러한 약물을 사용하는 것은 아직 적절하지 않습니다. 보충제나 약물은 어디까지나 미토콘드리아의 건강을 돕는 든든한 지원군이자 보조 도구일 뿐, 근본적인 해결책이 될 수는 없습니다. 아무리 좋은 보충제와 약물도 건강 상태에 대한 고려 없이 무조건 복용하는 것은 오히려 해가 될 수 있죠. 의사의 정확한 진단에 따라 처방이 이루어져야 합니다.

결국 우리가 미토콘드리아 건강을 지키는 가장 안전하고 확실한 방법은 약물이 아니라 생활 습관을 개선하는 데 있습니다. 건강한 식습관, 규칙적인 운동, 충분한 수면, 효과적인 스트레스 관리, 그리고 건강한 생활 환경 유지와 같은 올바른 생활 습관을 꾸준히 실천하는 것이야말로 미토콘드리아 기능을 최적화하고 활력 넘치는 삶을 유지하는 가장 중요한 열쇠라는 것을 기억하세요.

13장

맛부터 건강까지 챙기는
식단 관리

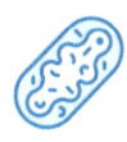

앞선 장들에서 미토콘드리아가 얼마나 중요하고 어떻게 관리해야 하는지 충분히 소개했습니다. 이제 그 소중한 지식을 머리에서 생활 속으로, 우리의 식탁으로 가져갈 시간입니다. 식단 관리의 중요성은 누구나 알지만, 막연하게 '건강하게 먹어야지' 하면서도 바쁜 일상에 치이다 보면 매일 장바구니를 관리하는 일이 생각보다 쉽지 않지요. 때로는 '완벽하게' '건강하게' 먹어야 한다는 강박이 오히려 스트레스로 작용하기도 하고요.

미토콘드리아의 건강을 위해서는 일시적인 체중 감량용 식단이나 오늘 한 끼 잘 먹는 걸 넘어, 평생 즐겁게 지속할 수 있는 건강한 식사 습관을 갖춰야 합니다. 마라톤을 완주하듯, 무리하지 않고 꾸준히 나아가는 지혜가 필요합니다.

그렇다고 식단을 너무 복잡하게 생각하지 마세요. 여러분이 좋아하는 어떤 한식 메뉴든 상관없습니다. 식이섬유가 풍부하고, 지중해식 식재료를 활용하며, 너무 달거나 짜지 않고, 바싹 굽지 않고, 무엇보다 과식하지 않으면 그 어떤 식사도 미토콘드리아 건강에 좋은 영향을 줄 수 있어요. 중요한 건 메뉴가 아니라 어떻게 구성하고 섭취하는가에 달려 있습니다.

자, 이제 그럼 장을 보러 가봅시다! 어떤 식재료를 사면 좋을지 차근차근 알려드리겠습니다.

신선 코너: 식이섬유와 영양소의 보물창고

마트의 신선 코너는 미토콘드리아가 가장 좋아하는 식재료들이 모여 있는 곳입니다. 특히 식이섬유가 풍부한 식재료들이 많지요.

식이섬유는 장내 연동운동을 촉진하고 장내 미생물군의 다양성을 높여주며, 일부 수용성 식이섬유는 '짧은 사슬 지방산(SCFA)'을 생성하여 미토콘드리아 기능에 좋은 영향을 줍니다. 게다가 배변 활동도 원활해지고, 혈당과 콜레스테롤 수치도 조절되며, 포만감을 주어 체중 관리에도 도움을 주죠. 다양한 식재료를 통해 식이섬유를 충분히 섭취할 수 있도록 실용적인 카테고리로 나누어 소개하겠습니다.

신선 코너의 다양한 식재료들

그렇다면 식이섬유를 하루에 얼마나 먹어야 할까요? 한국인의 영양소 섭취기준에 따르면, 성인 남성은 하루 25그램, 성인 여성은 하루 20그램의 식이섬유 섭취가 권장됩니다. 이를 하루 세 끼 식사로 나누면, 남성은 한 끼에 약 8~9그램, 여성은 약 7그램 정도를 섭취하는 것이죠.

"매끼 8~10그램이라니, 얼마나 먹어야 할지 감이 안 잡히는데?" 하고 생각하실 수도 있습니다. 걱정하지 마세요. 간단한 방법을 몇 가지 소개해 드리겠습니다.

잎채소류	상추(로메인, 버터헤드, 적상추, 꽃상추 등), 양배추(푸른 양배추, 적양배추, 콜라비 등), 양상추, 배추, 깻잎, 케일 (곱슬케일, 쌈케일 등), 시금치, 비트 잎, 겨자채, 루꼴라, 근대, 청경채, 콜라드 그린, 갓, 미나리, 쑥갓, 돌나물, 취나물, 비름, 머위, 방풍나물, 고수 등
뿌리채소류	무(흰 무, 총각무, 열무 등), 당근, 우엉, 연근, 비트, 파스닙, 셀러리 뿌리 등
양념 채소류	양파(흰 양파, 적양파, 샬롯 등), 마늘, 파, 생강, 고추, 쪽파 등
곡물 및 콩류	현미, 귀리, 보리, 퀴노아, 렌틸콩(녹색, 붉은색, 검은색 등), 병아리콩, 검은콩, 강낭콩, 완두콩, 콩나물, 숙주 등
과일류	사과, 배, 딸기, 바나나, 오렌지, 귤, 키위, 복숭아, 자두 등
베리류	블루베리, 라즈베리, 블랙베리, 올리브 등
견과류 및 씨앗류	아몬드, 호두, 땅콩, 해바라기씨, 호박씨, 치아씨드, 아마씨, 참깨, 마카다미아 등

덩이줄기 채소류	감자(흰 감자, 붉은 감자, 자색 감자 등), 고구마(밤고구마, 호박고구마 등), 토란, 얌 등
열매채소류	토마토, 가지, 오이, 피망, 파프리카, 호박, 옥수수 등
버섯류	느타리, 표고, 새송이, 팽이, 양송이, 목이, 만가닥, 영지, 송이 등
해조류	미역, 다시마, 김, 톳, 매생이, 청각, 꼬시래기, 미역줄기 등
줄기채소류	궁채, 고사리, 아스파라거스, 샐러리

1) 흰밥은 절제하자

김이 모락모락 피어오르는 흰 쌀밥. 상상만 해도 기운이 나는 풍경이지만, 건강을 위해서는 멀리하는 것이 좋습니다. 밥을 먹지 말라는 말은 당연히 아니고, 백미 대신, 식이섬유가 풍부한 현미나 잡곡을 섞어보자는 것이지요.

백미 한 공기(210그램)에는 1.9그램의 식이섬유가 포함되어 있습니다. 반면, 현미밥 한 공기에는 약 4.5그램, 잡곡밥 한 공기에는 4~5그램의 식이섬유가 포함되어 있지요. 즉, 백미를 잡곡밥으로 바꾸는 것만으로 하루 한 끼 식이섬유 목표량을 절반 가까이 채울 수 있습니다. 구수한 맛과 톡톡 터지는 식감은 덤이고요.

다만, 모든 사람에게 잡곡밥이 잘 맞는 것은 아닙니다. 몸에 맞지 않는다면 굳이 잡곡밥을 고집할 필요는 없죠. 흰밥을 먹더라도 식사의 구성이 중요합니다. 나물, 채소, 김치처럼 식이섬유가 풍부한 반찬과 함께 먹으면 밥의 당 흡수 속도는 한층 완만해질 수 있습니다. 또한 무밥, 버섯밥, 시래기밥처럼 채소를 넣어 지은 밥을 먹는 것도 좋은 방법입니다. 가능하다면 잡곡을 섞어 식이섬유를 보충하고, 그렇지 않다면 반찬으로 균형을 맞추는 것이 좋습니다.

2) 나물 반찬을 넉넉하게 곁들이자

최근 해외에서도 한류 붐과 함께 '나물'이 유행하고 있다고 하지요. 메인이 아니라 사이드 메뉴 정도로 생각하는 분들이 많지만, 사실 나물은 메인으로 먹기에도 충분히 영양가 있는 음식입니다.

나물 한 접시(50그램)에는 1~1.5그램의 식이섬유가 들어 있어서, 시금치, 취나물, 고사리 등 제철 나물을 충분히 섭취하는 것만으로 상당한 식이섬유를 섭취하면서 건강을 챙길 수 있습니다.

3) 국에 채소를 듬뿍 넣자

국 없이 식사를 못 하시는 분도 계시지요? 채소가 풍성하게 들어간 국도 식이섬유 섭취에 도움이 됩니다. 배춧국이나 미역국, 시래깃국 한 그릇(400그램)에는 1.8그램의 식이섬유가 들어 있습니다. 나트륨 섭취를 생각해서 국물보다는 건더기를 넉넉하게 드시는 것이 좋습니다.

4) 김치는 필수

한국인의 밥상에서 빼놓을 수 없는 반찬이 있죠? 바로 김치입니다. 한 종지에 1g 정도로 소량이지만 식이섬유가 들어 있습니다. 하지만 프로바이오틱스가 풍부하여 장 건강에도 이롭지요.

5) 샐러드나 양배추를 추가하자

마지막으로 일반적인 식단에서 조금 더 욕심을 내서 추가하면 좋은 메뉴가 있습니다. 바로 신선한 샐러드나 적당히 찐 양배추입니다. 양배추나 샐러드 한 그릇(140그램)에는 대략 2~3그램의 식이섬유가 들어 있습니다. 따로 샐러드를 곁들이는 것이 어색하다면, 우리에게 익숙한 쌈 채소를 챙겨 먹는 것도 좋은 습관입니다.

6) 간식은 과일이나 견과류로

디저트나 간식을 많이 챙겨 먹는 습관이 있다면, 과자 대신 과일이나 견과류를 섭취하세요. 사과나 귤 한 개에는 대략 2~3그램의 식이섬유가 들어 있고, 견과류 한 줌에는 1~2그램의 식이섬유가 들어 있습니다.

지금까지 제시한 가이드를 바탕으로, 실제 한 끼 식사를 어떻게 구성하면 좋을까요? 제가 제안하는 식단은 다음과 같습니다.

- 현미밥 2/3공기 → 3그램
- 나물 반찬 1~2접시 → 1~2그램
- 채솟국 1/2그릇 → 0.9그램
- 김치 1/2종지 → 0.5그램
- 샐러드/양배추/쌈채소 70그램 → 1그램
- 간식(과일 1개 또는 견과류 한 줌) → 1그램

이렇게 구성하면 한 끼에 7~9그램의 식이섬유를 자연스럽게 섭취할 수 있습니다.

여기서 하나 팁을 드리면, 밥상에서 식이섬유가 풍부한 나물이나 채소를 먹을 때 매번 정확한 섭취량을 알 수 없는데요. 그럴 땐 일상에서 사용하는 젓가락과 순가락만으로도 대략적인 섭취량을 가늠할 수 있습니다. 일반적으로 젓가락으로 한 번에 집는 나물 반찬은 2~5그램 정도라고 생각하시면 좋습니다. 예를 들어, 시금치나물 50그램을 섭취하려면 젓가락으로 약 10번 정도 먹는 양이 되겠죠. 또한, 숟가락으로 국이나 찌개의 건더기를 넉넉히 퍼먹는다면 한 번에 대략 10~15그램 정도의 양을 섭취한다고 가늠할 수 있습니다. 이처럼 익숙한 도구를 활용하면 훨씬 더 쉽게 식이섬유 섭취량을 조절할 수 있습니다.

식이섬유 섭취를 위한 실천 방법

- 다양성이 핵심입니다. 식이섬유는 곡류, 채소, 해조류, 콩류, 과일 등 다양한 식품군에 존재합니다. 특정 식품에만 의존하기보다는, 여러 종류의 식품을 골고루 섭취하여 다양한 종류의 식이섬유와 더불어 미량 영양소까지 함께 섭취하는 것이 좋습니다. 다양한 색깔의 채소를 먹는 '컬러푸드' 원칙을 지키는 것도 좋은 방법입니다.
- 물은 충분히 마셔야 합니다. 식이섬유는 물을 흡수하여 부피가 커지기 때문에, 충분한 수분 섭취가 없으면 오히려 변비를 유발할 수 있습니다. 하루 1.5~2리터의 물을 꾸준히 마시면 식이섬유의 효과를 극대화하고 변비 예방도 할 수 있습니다.
- 반찬은 조금씩, 여러 가지를 곁들이세요. 그런 식습관이 식이섬유는 물론 다양한 비타민과 미네랄을 섭취하는 데 유리해 영양 균형

단백질 코너: 미토콘드리아의 든든한 일꾼들

다음 코너로 이동해 볼까요? 이번엔 우리 몸을 구성하고, 미토콘드리아가 힘내서 일할 수 있도록 돕는 단백질을 고를 차례입니다. 단백질은 단순히 우리 몸에 근육을 만드는 것을 넘어, 효소도 만들고 호르몬 균형을 맞추는 등 생명 유지에 필수적인 역할을 합니다. 미토콘드리아 자체도 단백질로 이루어져 있으니, 좋은 단백질을 섭취하는 것이 미토콘드리아를 튼튼하게 만드는 가장 기본적인 방법이죠.

특히 완전식품이라는 별명이 아깝지 않은 달걀은 단백질뿐 아니라 다양한 비타민과 미네랄을 고루 갖추고 있고, 메추리알 역시 크기는 작지만 영양이 풍부합니다. 바쁜 일상에서도 간편하게 섭취할 수 있죠. 육류는 지방이 적고 단백질 함량이 높은 살코기 위주로 섭취하는 게 좋습니다. 필수 아미노산을 풍부하게 공급하죠. 등푸른생선은 오메가-3 지방산이 풍부해 미토콘드리아 막 건강에 좋고, 새우나 꽃게, 오징어 등은 타우린이 풍부해 피로회복에 도움이 되며 다양한 요리에 활용하기에도 좋습니다.

<h1 align="center">단백질 코너의 다양한 식재료들</h1>

계란류	달걀, 메추리알 등
육류	닭고기, 소고기(사태, 우둔살, 홍두깨살, 안심), 돼지고기(안심, 뒷다리살) 등, 양고기, 오리고기 등
해산물	등푸른생선(연어, 고등어 등), 흰살생선(조기, 가자미, 열기, 임연수, 갈치 등), 새우, 꽃게, 오징어, 낙지, 쭈꾸미, 반건조 생선 등
유제품	그릭요거트, 우유, 치즈(체다, 모짜렐라) 등

건강한 지방을 선택하는 법

지방은 미토콘드리아가 에너지를 만들 때 중요한 연료입니다. 여기서는 요리에 사용하는 오일을 잘 선택하는 법을 알려드리겠습니다.

1) 엑스트라 버진 올리브 오일

단일 불포화 지방산인 올레산이 풍부해 심혈관 건강에 도움을 줄 수 있습니다. 항산화 성분도 풍부해 염증 감소에도 효과적이죠. 일반적인 조리에는 적합하지만, 200도 이상의 고온 요리에는 부적합합니다.

2) 아보카도 오일

단일 불포화 지방산 함량이 높고, 발연점이 높아서 다양한 요리에 활용하기 좋습니다. 비타민 E도 풍부합니다.

3) 코코넛 오일(버진)

중쇄 지방산이 풍부하여 에너지로 빠르게 전환될 수 있어요. 항균 및 항바이러스 효과가 있을 수 있다는 연구도 있습니다. 다만 포화지방 함량이 높아 적정량 섭취하는 것이 중요합니다.

4) 참기름·들기름

불포화 지방산과 항산화 성분이 풍부합니다. 특유의 고소한 향이 있어 한식 요리에 많이 사용되죠. 단, 참기름은 발연점이 약 170도 정도로 비교적 낮아 고온 조리 시 영양소가 손실될 수 있으니 주의해야 합니다. 들기름 또한 200도 이상의 고온 조리보다는 낮은 온도에서 조리하거나 마무리 단계에 첨가하는 것이 좋습니다.

5) 버터

목초 버터(Grass-fed Butter)는 풀을 먹고 자란 소의 우유로 만든 버터로, 일반 버터에 비해 오메가-3 지방산, 비타민 K2, 공액리놀레산(CLA), 베타카로틴 등의 함량이 더 높습니다. 또한 일반 버터에서 수분과 불순물을 제거한 기(Ghee) 버터는 발연점이 높아 고온 요리에 적합합니다. 유당 불내증이 있는 사람들도 비교적 편안하게 섭취할 수 있습니다.

6) 씨앗 오일

일부 씨앗 오일(해바라기씨유, 옥수수유, 카놀라유 등)은 리놀레산(오메가-6)의 비율이 높아 만성 염증성 사이토카인 생성을 촉진할 수 있으며, 미토콘드리아의 기능도 저하할 수 있습니다. 미토콘드리아 건강을 위해서는 오메가3와 오메가-6 지방산의 균형이 중요하므로, 이러한 씨앗 오일의 섭취는 될 수 있는 대로 줄이거나 피하는 것이 좋습니다.

진짜 올리브유를 섭취하자

올리브유가 건강에 이롭다는 사실은 널리 알려져 있습니다. 다만 내가 먹는 올리브유가 정말 엑스트라 버진인지 점검하는 것이 중요합니다. 최근 몇 년간 기후 위기로 지중해 지역의 수확량이 줄고 가격이 급등하면서, 올리브유에 저급 기름을 섞거나 등급과 원산지를 속이는 사례가 국제적으로 보고되고 있습니다. 일부 유럽 국가에서는 범죄 조직이 관여한, 이른바 '아그로마피아(agromafia)' 형태의 불법 혼합·허위 표시 사건이 실제로 적발되었고, 블룸버그 등 해외 언론에서도 관련 조사 결과를 여러 번 보도한 바 있죠.

이런 상황에서 소비자가 할 수 있는 가장 간단한 방법은 향과 맛을 확인하는 것입니다. 신선한 엑스트라 버진 올리브유는 풀 향이나 과일 향이 느껴지고, 삼킨 뒤 목뒤로 살짝 매운 느낌이 남습니다. 반대로 산화가 진행되었거나 저급 기름이 섞인 경우엔 이런 향이 거의 없고, 눅눅한 기름 냄새나 종이·견과류 같은 산패 향이 두드러지죠. 특정 메이커 하나만을 맹목적으로 고집하기보다는, 수확 연도와 생산지 표시, 유통 과정, 가격의 합리성, 그리고 개봉 후의 향과 맛을 종합적으로 판단하는 태도가 더 중요합니다. 비정상적으로 저렴한 올리브유는 한번쯤 의심해 보고, 개봉했을 때 특유의 향이 거의 느껴지지 않는다면 다른 선택지를 찾는 편이 낫습니다.

이런 점검 과정이 번거롭다면, 원료와 압착 과정을 직접 확인할 수 있는 방앗간에서 국내산 참깨나 들깨로 소량씩 신선하게 짠 참기름·들기름을 되도록 빠르게 소비하는 방식도 현실적인 대안이 될 수 있습니다. 어떤 기름이든 결국 핵심은 출처와 상태를 알고 먹는 것입니다.

가공식품 현명하게 선택하기

어느덧 장바구니에 담을 마지막 품목들을 살펴볼 차례입니다. 바로 우리 식생활에 편리함을 더해주는 가공식품 코너인데요. 미토콘드리아의 건강을 생각한다면, 특히 이곳에서의 현명한 선택이 매우 중요합니다. 가공식품에는 설탕, 나트륨, 정제된 탄수화물, 불필요한 첨가물이 많이 들어가 미토콘드리아에 부담을 줄 수 있기 때문입니다.

하지만 모든 가공식품이 나쁜 건 아닙니다. 최소한의 가공만 거치거나, 건강한 재료로 만들어진 것들을 고른다면 바쁜 일상에 큰 도움이 될 수 있지요.

- **김**: 첨가물이 적은 구운 김이나 조미가 되지 않은 김을 선택하세요. 미네랄과 식이섬유를 건강하게 섭취할 수 있습니다.
- **두부 및 유부**: 두부와 유부는 단백질이 풍부하고 소화가 잘 되는 식품입니다. 이때 성분표를 잘 살펴서 첨가물이 적은 제품을 선택하는 것이 중요합니다.
- **무가당 또는 저당 요거트**: 프로바이오틱스를 건강하게 섭취할 수 있으며, 과일이나 견과류로 단맛을 내는 것이 좋습니다.
- **냉동 과일 및 채소**: 첨가물이 없는 것을 고르면, 영양소 손실이 적고 오래 보관도 가능해 스무디나 요리에 편리하게 활용할 수 있습니다.

· **견과류 및 씨앗류를 단순 가공한 제품**: 불포화지방산, 단백질, 식이섬유를 그대로 섭취할 수 있는 건강한 간식입니다. 염분이나 설탕 첨가 여부를 확인하세요.

· **천연 조미료**: 전통 발효 조미료나 천연 향신료를 사용한 가공식품은 건강하게 맛을 낼 수 있는 방법입니다.

· **김치·피클 등 발효 채소**: 프로바이오틱스와 식이섬유를 동시에 섭취할 수 있는 가장 효과적인 방법입니다. 다만 나트륨 함량을 주의해야 합니다.

· **동결 건조 식품(과일, 채소, 허브)**: 영양소 손실이 적고 첨가물 없이 원재료의 맛과 영양을 즐길 수 있습니다.

· **퓨레 형태의 과일 및 채소 제품**: 설탕 등 첨가물 없이 순수하게 과일이나 채소만을 갈아 만든 것을 고르면, 영양과 식이섬유를 그대로 섭취할 수 있습니다.

· **해초 가공품**: 해초 국수 같은 음식은 칼로리도 굉장히 낮고 식이섬유와 미네랄이 풍부하여 밀가루 국수 대용으로 좋습니다.

· **콩을 이용한 대체 식품(두유, 템페, 미소, 낫토)**: 식물성 단백질과 프로바이오틱스를 두루 섭취할 수 있는 건강한 선택지입니다. 두유는 불필요한 당분 섭취를 줄이기 위해 무가당 제품을 선택하는 것이 좋습니다. 낫토는 발효된 콩으로

식이섬유와 나토키나아제 효소까지 함유한 건강 발효식품입니다.

· **참치·꽁치 통조림**: 저나트륨 제품 위주로 적당량만 섭취하는 게 좋습니다. 단백질과 오메가-3 지방산을 섭취할 수 있지만, 나트륨과 수은 함량을 고려하여 현명하게 선택하는 것이 중요합니다.

건강한 가공식품을 고르는 핵심은 두 가지입니다.

첫째, 원재료명 및 함량을 확인하는 겁니다. 첨가물 종류와 함량이 적고, 자연에 가까운 원재료를 사용한 제품을 선택하는 게 좋지요.

둘째, 영양성분표를 확인하는 겁니다. 나트륨, 당류, 지방 함량을 확인해 적절한 섭취량을 유지하세요.

어떻게 요리하는 게 좋을까?

자, 이제 장바구니에 미토콘드리아를 위한 건강한 재료들이 가득 찼습니다. 하지만 이 재료들을 어떻게 요리할지가 또 다른 숙제로 다가올 수 있어요. 특히 요리가 막막하고 힘들게 느껴지는 분들이라면 더욱 그럴 겁니다.

"매일 요리하기가 너무 힘들어요", "반찬 만드는 게 번거로워요" 하고 생각하신다면, 걱정하지 마세요! 건강한 식사라고 해서 반드시 직접 모든 것을 요리해야만 하는 건 아닙니다. 주변의 반찬 가게를 적극적으로 활용해도 좋습니다. 다양한 종류의 나물 반찬, 신선한 재료로 만든 찜 요리, 자극적이지 않은 국물 요리 등 미토콘드리아 건강에 이로운 음식들이 정말 많으니까요. 여러분이 좋아하는 음식을 골라잡되, 너무 달거나 짜거나 기름기가 과도하지 않은지만 확인하면 됩니다.

요리할 형편이 된다면, 미토콘드리아를 건강하게 만드는 몇 가지 요리법을 알려드리겠습니다. 핵심은 조리 방식에 있어요. 고온에서 오래 조리하거나 기름에 튀기는 방식은 영양소 손실이 생기고, 미토콘드리아에 부담을 주는 최종당화산물(AGEs)과 같은 유해 물질도 생성할 수 있습니다. 이를 막기 위해서는 다음과 같은 요리법을 추천합니다.

1) 삶거나 찌기

습열 조리는 고온에서 생성될 수 있는 최종당화산물(AGEs)이나 지질과산화물(LPOs)의 생성을 줄이며, 미토콘드리아에 부담을 줄 수 있는 산화 스트레스를 감소시킵니다. 채소는 아삭한 식감이 살아있을 정도로 가볍게 삶거나 찌는 것이 맛도 좋고 영양에도 좋습니다. 육류나 생선도 기름기 없이 담백하게 즐길 수 있어 미토콘드리아에 부담을 주지 않습니다.

2) 전골이나 국 요리

전골이나 국은 식이섬유와 단백질이 함께 들어가 있어 좋은 메뉴가 될 수 있어요. 다만 나트륨 함량이 높을 수 있으니, 국물은 최소한으로 섭취하고 건더기 위주로 드시는 것이 좋습니다. 이렇게 하면 찜 요리와 다를 바 없이 영양을 효율적으로 챙길 수 있습니다.

3) 볶음 요리

볶는 시간은 가급적 짧게. 기름을 쓸 때는 엑스트라 버진 올리브 오일, 아보카도 오일 같은 건강한 기름을 소량만 사용하고, 센불에서 빠르게 볶아내는 것이 좋습니다. 그래야 채소의 아삭한 식감을 살리는 것은 물론, 영양소 손실도 최소화할 수 있습니다.

4) 에어 프라이어 활용

튀기거나 구울 때 생기는 바삭한 식감을 포기하기 어렵다

보조 반찬 (3개)	식이섬유	가지볶음, 애호박볶음, 미역줄기볶음, 버섯볶음(새송이, 표고, 느타리 등), 미역무침, 다시마튀각, 양배추찜, 브로콜리 숙회, 콜리플라워 숙회, 깻잎장아찌, 고추장아찌, 마늘장아찌, 무장아찌, 양파장아찌, 쌈(양배추, 다시마, 미역, 상추, 배추, 케일), 나물(시금치, 콩나물, 취나물, 비름나물, 고춧잎, 봄동, 미나리, 세발나물, 톳, 무생채, 묵, 오이, 부추, 달래, 미역귀, 다시마채, 톳, 깻잎), 샐러드(해초, 버섯, 과일, 두부, 콩, 양상추), 전(비지, 녹두, 파, 김치, 부추, 애호박, 버섯, 고추, 깻잎), 잡채(채소 위주)
	김치(저염)	백김치, 나박김치, 물김치, 갓김치, 깍두기, 총각김치, 열무김치, 파김치, 부추김치, 오이소박이, 겉절이(청경채, 봄동)
	단백질 등	계란찜, 계란말이, 삶은 계란, 삶은 메추리알, 메추리알, 장조림(저염), 계란후라이, 오믈렛(채소 듬뿍), 스크램블에그, 채소 계란빵, 소고기 장조림(저염), 닭가슴살 샐러드, 멸치볶음, 진미채 볶음, 꼬막찜/무침, 숙회(문어, 새우, 오징어), 전복찜/구이, 두부 요리(두부조림, 두부김치, 두부구이)
메인 반찬 (1개)		아롱사태 수육, 닭가슴살 스테이크(굽거나 찌기), 돼지고기 안심/뒷다리살 수육, 훈제 오리고기, 닭볶음탕(채소 위주, 저염), 불고기(채소 듬뿍, 저염), 제육볶음(채소 듬뿍, 저염), 닭고기 채소볶음, 소고기 샤브샤브(채소 듬뿍), 돼지고기 김치찜(저염), 닭안심살 꼬치구이, 소고기 편채, 소고기 가지찜, 닭고기 버섯볶음, 가자미조림, 조기구이, 연어구이, 간고등어구이, 낙지볶음, 주꾸미볶음, 생선구이, 해물찜, 굴전/새우전, 생선전, 새우강정, 생선까스, 새우튀김, 보쌈, 찜닭, 닭갈비, 생선조림(갈치, 고등어)
국(저염)		계란국, 닭개장, 황태국, 북엇국, 미역국(소고기, 굴, 조개), 바지락 된장찌개, 해물 순두부찌개, 알탕, 동태탕, 홍합탕, 대구탕, 도루묵찌개, 생선살 완자탕, 콩비지찌개, 김치찌개, 청국장, 된장국(배추, 시래기, 아욱, 근대, 봄나물, 버섯, 우거지), 명란젓 찌개
밥, 국수		현미밥, 잡곡밥, 보리밥, 콩나물밥, 곤드레밥, 취나물밥, 톳밥, 영양밥, 무밥, 묵밥, 비빔밥(나물, 돌솥, 멍게), 해물볶음밥, 국수(메밀국수, 잔치국수, 콩국수)

면, 에어프라이어가 좋은 대안이 될 수 있습니다. 기름 사용을 줄이면서도 튀김 요리의 질감을 살릴 수 있는 조리 방식으로, 포화지방산의 과잉 섭취와 고온 조리에 따른 산화물 생성을 동시에 최소화할 수 있습니다. 미토콘드리아를 보호하면서도 미각의 즐거움을 놓치지 않는 현명한 방법이죠.

건강한 식사 한 끼의 의미

건강한 식사를 차려 먹는다는 건, 단순히 요리하고 먹는 것을 넘어 마무리까지 포함하는 과정입니다. 뒷정리의 번거로움 때문에 건강한 집밥을 포기하는 일이 없도록, 식기세척기나 음식물처리기 같은 똑똑한 살림 도우미 장비들을 적극적으로 활용하는 게 좋습니다.

매번 조리하는 것이 번거롭다면 주말에 시간을 내어 국이나 찌개, 다양한 나물 반찬 등을 미리 만들어서 한 끼에 먹을 분량으로 냉동 소분해 두는 것도 좋습니다.

불가피하게 배달이나 외식할 경우, 채소가 풍부한 메뉴나 단백질 위주의 메뉴를 선택하고, 튀긴 음식이나 가공식품은 최대한 피하는 것이 좋습니다. 예를 들어, 자극적인 볶음밥보다는 담백한 쌈밥이나 샤부샤부나 백반을, 패스트푸드보다는 한정식을 고르는 식이죠. 평소에 고깃집을 자주 간다면, 쌈채소를 넉넉하게 먹는 것도 포만감도 있고 식이섬유 섭취에도 도움이 됩니다. 물론 모든 끼니에 엄격한 기준을 적용하는 건 어렵습니다. 저 역시 한 달에 한두 번 정도는 감자탕 같은 것을 시켜 먹습니다.

출출할 때는 즉석 간식이나 단 음식을 찾는 대신, 미토콘드리아가 좋아하는 건강한 간식을 챙겨 먹으면 혈당을 안정적으로 유지하고 꾸준한 에너지를 공급할 수 있습니다. 과일, 견과류, 요거트, 삶은 달걀, 채소 스틱 등이 좋은 선택이 되겠지요. 저도 가끔 입이 심심해 간식이 당길 때면 과일 아이스크림을 직접 만들어 먹기도 합니다.

이 모든 건강한 식단과 요리 방법들을 보면서 '과연 내가 이걸 모두 챙길 수 있을까?' 하고 걱정하실 수도 있습니다. 하지만 가장 중요한 것은 바로 다음 세 가지입니다.

1) 작은 변화부터 시작하자

처음부터 완벽한 식단을 갖추는 것은 어렵습니다. 너무 부담을 가지지 말고, 간단하게 오늘 한 끼 식사에서 흰밥 대신 현미밥을 선택하거나, 반찬 한 가지를 나물로 바꾸는 등 작은 변화부터 시작하는 겁니다. 작은 성공이 모여 큰 변화를 만드니까요.

2) 지속 가능성이 중요하다

단기적인 반짝 효과보다는 평생 즐겁게 실천할 수 있는, 지속 가능한 식습관을 형성하는 데 초점을 맞춰야 합니다. 맛있는 건강식을 꾸준히 즐기면서 미토콘드리아를 활성화하는 것이 진정한 승리입니다.

3) 개인의 상황에 맞게 조절하기

제가 제시한 식단 아이디어가 정답은 아닙니다. 어디까지나 참고용으로 여러분의 식습관이나 개인적인 선호도, 생활 방식에 맞게 유연하게 적용할 수 있다는 것을 잊지 마세요. 이 책은 여러분의 건강한 삶을 위한 가이드일 뿐입니다.

건강 식단을 위한 질문

지금까지 미토콘드리아, 궁극적으로 우리 몸의 건강을 챙기는 식단 관리법을 자세히 알아보았습니다. 흔히 건강 식단이라고 하면 많은 사람이 '닭가슴살이나 야채만 먹어야 하나?', '지중해식 같은 특별한 식단을 따로 준비해야 하나?' 하고 고민합니다. 하지만 꼭 그럴 필요는 없습니다. 우리가 일상적으로 먹는 한식만으로도 충분히 건강한 식습관을 만들 수 있으니까요. 밥, 채소, 생선, 두부, 나물, 된장찌개처럼 기본적인 한식 구성은 이미 세계적으로 영양 균형이 뛰어난 식단으로 평가받고 있습니다.

또 하나 주의해야 할 점은, 최근 유행하는 저탄고단(저탄수화물·고단백) 식단의 함정입니다. 뇌가 안정적으로 에너지를 공급받고, 근육 단백질이 불필요하게 분해되지 않으려면 적절한 양의 탄수화물은 반드시 필요합니다. 극단적인 식단은 단기적으로 체중 감소를 가져올 수는 있지만, 장기적으로는 건강에 부담을 줄 수 있습니다.

사람들은 흔히 음식의 가치를 탄·단·지(탄수화물·단백질·지방) 비율로만 단순 비교합니다. 최근에는 '혈당 스파이크'라는 개념에 지나치게 매몰되는 경우도 많지요. 그러나 이것만으로는 충분하지 않습니다. 혈당 관리는 식단 관리의 출발점일 뿐입니다. 우리가 혈당을 관리하는 진짜 이유는 단순히 수치를 맞추기 위해서가 아니라, 당뇨병을 예방하고 더 나아가 혈관 내 염증 반응인 동맥경화를 막아 뇌·심혈관 질환으로 이어지는 위험을 줄이기 위함이니까요.

즉, 혈당 관리는 중간 단계에 해당하며, 궁극적인 목표는 염증을 줄이는 데 있습니다. 닥터 윌 콜은 『염증 없는 식사(The Inflammation Spectrum)』에서 이렇게 말합니다. "우리가 먹는 음식은 염증을 일으키거나 줄이는 가장 중요한 요인이다."

이 말처럼 이제 식탁 위에서는 더 큰 질문을 던질 필요가 있습니다. "이 음식이 내 혈당을 올릴까?"라는 질문을 넘어서, "이 음식이 내 장과 미토콘드리아, 그리고 혈관에 염증을 일으킬까, 아니면 진정시킬까?"를 묻는 것입니다. 현실적으로는 다음과 같은 질문으로 충분합니다.

- 이 탄수화물·단백질·지방은 양질인가?

- 트랜스지방이나 산화된 기름 같은 나쁜 지방이 포함되어 있지는 않은가?

- 비타민과 미네랄은 충분히 들어 있는가?

- 첨가물은 지나치게 많지 않은가?

- 설탕·과당·나트륨 함량은 과도하지 않은가?

- 이 음식을 먹은 뒤 장 상태와 변, 그리고 전신 컨디션이나 피부 상태는 괜찮았는가?

이런 기준으로 음식을 고르면, 평범한 한 끼 식사는 단순히 배를 채우는 행위를 넘어 우리 몸의 건강과 미래를 지켜주는 강력한 도구가 될 겁니다.

14장

뇌의 보상회로를 이기는
식습관

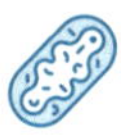

한동안 건강하게 식단 관리를 잘하다가, 문득 떡볶이나 마라탕이 당겨서 폭주한 뒤에 "나는 왜 이렇게 의지가 약할까?" 하고 자책하면서, 이후로는 식단을 아예 포기해버린 경험이 있으신가요?

만성피로에서 해방되기 위해, 미토콘드리아의 활성화와 건강을 위해 무엇을 먹고 어떻게 생활해야 하는지는 이제 너무나도 잘 알고 계실 겁니다. 하지만 막상 실천에 옮기려다 보니 여전히 습관의 벽을 넘기 어렵다고 느끼는 분이 많으리라 생각합니다. 이처럼 우리가 건강한 식단을 유지하려는 것을 방해하는 가장 큰 장애물이 바로 '보상성 섭취'와 '도파민을 자극하는 식사 습관'입니다.

보상성 섭취와 도파민

오늘날 너무나도 유명해진 개념인 도파민은 보상과 쾌락을 조절하는 우리 뇌의 핵심 신경전달물질입니다. 유튜브 쇼츠 같은 것을 볼 때뿐 아니라 음식을 섭취할 때도 작용해서, 우리가 맛있고 고칼로리인 음식을 섭취하면 뇌의 보상 시스템에서 즉각 도파민 분비가 증가하면서 동기화된 쾌감을 경험하게 됩니다. 이러한 경험은 학습효과를 통해 특정 음식에 대한 행동 반복을 유도합니다. 이렇게 반복적 자극에 노출될 경우, 도파민 수용체의 민감도가 저하되며 뇌는 같은 쾌감을 느끼기 위해 점점 더 강한 자극을 요구하게 되지요. 약에 내성이 생기는 것과 유사한 메커니즘입니다. 결국 건강하지 않은 음식에 대한 '학습되고 반복된 갈망'을 강화하게 되는 것이지요. 우리가 나쁜 식습관을 쉽게 바꿀 수 없는 이유입니다.

여기에 일상에서 마주하는 스트레스는 불난 집에 기름을 붓는 격입니다. 만성 스트레스는 뇌에서 도파민 생성 및 전달 경로를 약화하며, 도파민 민감성을 감소시킵니다. 마치 시끄러운 환경에 너무 오래 노출되면 청력이 떨어지고 둔감해지는 것과 같다고 할까요. 그로 인해 우리는 더 강력한 보상을 유도하는 고지방·고당 식품에 의존하게 되며, 이는 미토콘드리아 기능이 손상되는 영양 환경을 조성합니다. 특히 스트레스 상황에서의 '보상성 섭취'는 감정 조절의 대리 수단으로 작동하기도 합니다.

즉, 우리가 습관적으로 자극적인 음식을 먹는 것은 단순히 의지 부족의 문제가 아닙니다. 이는 뇌의 보상 회로와 도파민 시스템의 복잡한 변화와 밀접하게 연관되어 있습니다. 예를 들어, 건강한 지중해식 식단이나 채소, 통곡물 위주의 식사로 바꾸려 할 때, 기존의 강력한 보상적 식습관이 우리 뇌에 깊이 뿌리내려 있다면 이러한 변화 자체가 또 다른 스트레스로 작용할 수 있습니다. 뇌는 익숙했던 쾌감을 다시 찾으려 하고, 이 과정에서 우리는 쉽게 포기하거나 실패 경험을 반복할 수 있게 됩니다.

뇌를 이해하면 식탁이 즐거워진다

그렇다면 미토콘드리아 기능을 최적화하고 건강한 식단을 꾸준히 유지하려면 어떻게 해야 할까요? 단순히 자극적인 음식을 제한하는 것만으로는 충분치 않습니다. 우리는 우리 뇌의 작동 방식을 이해하고, 그것에 맞는 현명한 전략을 세워야 합니다.

1) 항염증, 항산화 식품 우선

채소, 과일, 통곡물, 오메가-3가 풍부한 식품은 미토콘드리아 건강에 필수적입니다. 반대로 고지방, 고당분, 그리고 가공식품은 피하는 것이 좋습니다. 우리 뇌에 필요한 좋은 연료를 계속해서 공급하는 것인데, 앞선 장에서 살펴본 것처럼 반복되는 식습관을 바꾸는 것으로 해결할 수 있습니다.

2) 스트레스 관리와 점진적인 변화

스트레스가 자극적인 음식 갈망을 부추기는 만큼, 스트레스를 관리하는 일은 식습관을 개선하는 데에도 매우 중요합니다. 심호흡, 스트레칭 등 간단한 근육 이완 활동을 통해 스트레스 호르몬 분비를 줄이는 것이 중요합니다. 실제로 심호흡, 스트레칭을 적극적으로 한 날 음식에 대한 갈망이 줄어드는 경험을 하실 수 있을 겁니다. 또한, 한 번에 모든 것을 바꾸려 하기보다는 점진적으로 식단을 개선하는 것이 중요합니다. 작은 성공 경험이 쌓이면 뇌의 보상 회로도 긍정적인 방향으로 재편될 수 있습니다.

3) 긍정적 보상 체계 만들기

건강한 음식을 섭취한 후의 신체적, 정신적 긍정 반응(에너지 수준 증가, 수면의 질 개선, 소화 기능 향상 등)에 주의를 기울이는 습관을 형성하면, 뇌는 이 경험을 새로운 보상 신호로 학습하게 됩니다.

이는 기존의 자극적인 음식에 대한 조건화된 갈망을 점진적으로 약화할 수 있습니다. 때로는 건강하지 않은 음식을 먹었을 때 우리 몸에 미칠 수 있는 부정적인 영향을 구체적으로 떠올리는 것이 도움이 될 수도 있습니다. 하지만 이때 중요한 것은 스스로를 비난하는 죄책감 대신, 건강한 선택의 중요성을 객관적으로 인지하는 것입니다.

4) 마음챙김 식사 실천

음식을 먹을 때 단순히 배를 채우는 것이 아니라, 음식 자체의 맛, 향, 질감에 집중해 보세요. 우리 몸의 신호를 충분히 알아차리는 연습을 해보는 겁니다. "지금 정말 배가 고픈가?", "이 음식이 내 몸에 어떤 영향을 줄까?"와 같이 의식적으로 질문하며 먹는 습관은 음식과의 건강한 관계를 형성하는 데 큰 도움이 됩니다.

5) 대체 행동 및 환경 조성

건강하지 않은 음식을 무작정 참기보다는, 건강한 대안을 찾고 우리 주변 환경을 건강하게 바꾸는 노력이 중요합니다. 예를 들어, 냉장고에 건강한 간식을 채워 넣거나 스트레스를 받을 때에는 음식 대신 산책, 독서, 명상 등 다른 즐거움을 찾을 수 있는 활동을 마련하는 것이 좋습니다.

결론적으로, 미토콘드리아 건강을 위한 식단 개선은 단순히 의지의 문제가 아닌, 뇌의 보상 회로, 도파민 시스템 변화, 그리고 스트레스라는 복합적인 요인이 얽힌 문제입니다. 이를 이해하는 것이 변화의 첫걸음입니다.

한두 번 식단을 바꿔보려다가 실패했다고 자책하지 마세요. 이는 단순히 개인의 노력 여부를 떠나서 뇌의 보상 회로가 수십 년간 형성했던 자동화된 경로의 영향일 수 있습니다. 다시 말해, 습관이 몸에 밴 것이죠. 이를 바꾸기 위해서는 긴 시간의 반복적이고 점진적인 학습이 필요합니다. 천천히 조금씩, 하지만 꾸준히 변화를 가져갑시다.

우리 뇌의 복잡한 메커니즘을 이해하고, 긍정적이고 점진적인 방식으로 접근하며 몸과 마음의 소리에 귀 기울인다면, 건강한 식습관을 만들 수 있습니다. 그렇게 되면 미토콘드리아가 활력을 되찾고, 오랫동안 우리를 괴롭혔던 오랜 만성피로와 장 질환 등에서 벗어나 훨씬 상쾌하고 활력 있는 삶을 살 수 있을 것입니다.

내 삶을 바꾸는
작지만 확실한 혁명

"타임머신이 있어서 과거로 돌아간다면 뭘 바꾸고 싶으세요?"

누군가 이렇게 묻는다면, 어떻게 대답하시겠습니까? 아마도 많은 분이 "10년 전으로 돌아가 코인을 살래요!", "그때 그 주식을 샀어야 했는데!"라며 돈에 대한 후회를 많이 할 겁니다. 하지만 돈보다 훨씬 중요한 건강에 대해서는 왜 후회하지 않을까요? 여전히 많은 사람이 만성피로를 호소하고 건강 검진 때마다 걱정하면서도, 여전히 내 몸을 궁극적으로 돌보는 일에는 소홀합니다.

만약 10년 전으로 돌아가 그때부터 미토콘드리아에 투자했다면 지금 우리의 건강은 어땠을까요? 좋은 식습관을 지키고, 꾸준히 운동하며, 스트레스를 관리하고, 잠을 충분히 잤다면 현재 우리는 훨씬 건강하고 활기 넘치게 살고 있을 겁니다. 후회하지 마세요. 아직 우리에게는 많은 시간이 남아 있으니까요. 바로 지금부터 꾸준히 노력해서, 10년 후에는 후회 없는 미래를 맞이하는 겁니다.

미토콘드리아의 건강을 챙기는 일은 무엇보다도 일상적인 실천과 꾸준한 관찰에 달려 있습니다. 전문가의 도움이 이를 도와주는 보완적인 역할을 할 수 있겠지만, 내 몸의 변화는 결국 내가 가장 잘 알고 관리할 수 있지요.

마지막으로 몇 가지 자가 추적 방법들을 소개하겠습니다. 이는 내 몸의 피로를 궁극적으로 해소하고, 미토콘드리아 건강을 스스로 점검하고 개선 방향을 찾는 데 유용한 도구가 되어 줄 것입니다.

1) 피로도 평가

매일 아침과 저녁, 1~10점 척도로 자신의 피로도를 기록해 보세요. 일정 기간 후 수치가 점차 낮아지는지 확인하고, 개선되지 않으면 수면, 식단, 운동 중 무엇이 부족한지 조정하는 단서가 될 수 있습니다.

2) 에너지 수준 측정

하루 동안의 활동량, 활력, 집중력 등을 기록하고 변화를 추적해 보세요. 집중력이나 활력이 높아진 시간대를 파악하면, 어떤 습관이나 식단이 긍정적 영향을 주었는지 역추적할 수 있습니다.

3) 신체 변화 기록

체중, 허리둘레, 근력 변화 등을 정기적으로 측정하고 기록하세요. 이러한 객관적인 수치들은 미토콘드리아 건강 개선의 중요한 지표가 될 수 있습니다.

4) 운동 및 식단 기록

꾸준히 운동 일지를 쓰고 식단을 기록하며 자신의 변화를 객관적으로 확인해 보세요. 이를 통해 어떤 생활 습관이 내 미토콘드리아에 긍정적인 영향을 주는지 파악하고 필요에 따라 계획을 수정할 수 있습니다.

5) 정기적인 건강 검진

혈당, 콜레스테롤, 염증 지표 등 정기적인 건강 검진을 통해 몸속 변화를 확인하고, 미토콘드리아 건강과 관련된 질병 위험을 미리 관리하는 것이 중요합니다.

미토콘드리아 건강을 관리하는 일은 단순히 질병 예방을 넘어서 활력 넘치는 삶을 위해, 건강한 미래와 노후를 위한 가장 적극적이고 확실한 투자입니다. 최근 의학 연구는 미토콘드리아의 역할과 기능에 대한 이해를 넓혀가고 있으며, 미토콘드리아를 표적으로 하는 새로운 치료 전략 개발에 박차를 가하고 있습니다.

지금까지 살펴본 것처럼 미토콘드리아를 활성화하고 건강을 관리하는 일은 우리 삶의 질을 바꾸는 가장 효과적인 방법임은 물론, 수명을 연장하고 삶의 질을 획기적으로 향상할 수 있는 중요한 열쇠가 됩니다. 미토콘드리아를 건강하게 관리하게 되면, 우리 몸의 에너지 수준은 자연스럽게 높아지고, 신체 기능이 최적화되며, 질병으로부터 우리 몸을 보호할 수 있는 강력한 힘이 생겨나기 때문이지요. 희망을 품고 우주로 나아가는 우주선의 엔진을 항상 최고의 성능으로 관리하는 일과 같다고 할까요.

이 책에서 제시된 정보와 실천 방법을 활용해 여러분의 미토콘드리아를 깨우고, 더 건강하고 활기찬 삶을 설계하기를 바랍니다. 빛나는 미래를 위한 가장 확실한 투자를 지금 바로 시

작하세요. 오늘의 작은 변화들이 하루하루 쌓이다 보면, 어느
새 매일매일 활력 있는 인생을 살아가는 자신을 발견하게 될
테니까요.

참고문헌

1. Casanova, A., Wevers, A., Navarro-Ledesma, S., & Pruimboom, L. (2023). Mitochondria: It is all about energy. Frontiers in Physiology, 14, 1114231.

2. San-Millán, I. (2023). The key role of mitochondrial function in health and disease. Antioxidants, 12(4), 782.

3. Zong, Y., Li, H., Liao, P., Chen, L., Pan, Y., Zheng, Y., Zhang, C., Liu, D., Zheng, M., & Gao, J. (2024). Mitochondrial dysfunction: mechanisms and advances in therapy. Signal Transduction and Targeted Therapy, 9, 124.

4. Bhatti, J. S., Bhatti, G. K., & Reddy, P. H. (2017). Mitochondrial dysfunction and oxidative stress in metabolic disorders - A step towards mitochondria based therapeutic strategies. Biochimica et Biophysica Acta (BBA) - Molecular Basis of Disease, 1863(5), 1066-1077.

5. Li, Y., Zhang, H., Yu, C., Dong, X., Yang, F., Wang, M., Wen, Z., Su, M., Li, B., & Yang, L. (2024). New insights into mitochondria in health and diseases. International Journal of Molecular Sciences, 25, 9975.

6. Peña-Cearra, A., Song, D., Castelo, J., Palacios, A., Lavín, J. L., Azkargorta, M., Elortza, F., Fuertes, M., Pascual-Itoiz, M. A., Barriales, D., Martín-Ruiz, I., Fullaondo, A., Aransay, A. M., Rodríguez, H., Palm, N. W., Anguita, J., & Abecia, L. (2023). Mitochondrial dysfunction promotes microbial composition that negatively impacts on ulcerative colitis development and progression. npj Biofilms and Microbiomes, 9, 74.

7. Duarte-Hospital, C., Tête, A., Brial, F., Benoit, L., Koual, M., Tomkiewicz, C., Kim, M. J., Blanc, E. B., Coumoul, X., & Bortoli, S. (2022). Mitochondrial dysfunction as a hallmark of environmental injury. Cells, 11(1), 110.

8. Bhatti, J. S., Bhatti, G. K., & Reddy, P. H. (2017). Mitochondrial dysfunction and oxidative stress in metabolic disorders — A step towards mitochondria based therapeutic strategies. Biochimica et Biophysica Acta (BBA) — Molecular Basis of Disease, 1863(5), 1066–1077.

9. Tartiere, A. G., Freije, J. M. P., & López-Otín, C. (2024). The hallmarks of aging as a conceptual framework for health and longevity research. Frontiers in Aging, 5, 1334261.

10. Wallace, D. C. (2012). Mitochondria and cancer. Nature Reviews Cancer, 12(10), 685–698.

11. Kyriazis, I. D., Vassi, E., Alvanou, M., Angelakis, C., Skaperda, Z., Tekos, F., Gariki-

pati, V. N. S., Spandidos, D. A., & Kouretas, D. (2022). The impact of diet upon mitochondrial physiology: Review. International Journal of Molecular Medicine, 50(3), 135.

12. Urbauer, E., Aguanno, D., Mindermann, N., Omer, H., Metwaly, A., Krammel, T., Faro, T., Remke, M., Reitmeier, S., Bärthel, S., Kersting, J., Huang, Z., Xian, F., Schmidt, M., Saur, D., Huber, S., Stecher, B., List, M., Gómez-Varela, D., Steiger, K., Allez, M., Rath, E., Haller, D., et al. (2024). Mitochondrial perturbation in the intestine causes microbiota-dependent injury and gene signatures discriminative of inflammatory disease. Cell Host & Microbe, 32(8), 1347-1364.e10.

13. Zhao, H., Qiu, X., Wang, S., Wang, Y., Xie, L., Xia, X., & Li, W. (2025). Multiple pathways through which the gut microbiota regulates neuronal mitochondria constitute another possible direction for depression. Frontiers in Microbiology, 16, 1578155.

14. Li, Y., Zhao, W., & Yang, Q. (2025). Effects of high-intensity interval training and moderate-intensity continuous training on mitochondrial dynamics in human skeletal muscle. Frontiers in Physiology, 16, 1554222.

15. Sorriento, D., Di Vaia, E., & Iaccarino, G. (2021). Physical exercise: A novel tool to protect mitochondrial health. Frontiers in Physiology, 12, 660068.

16. Picard, M., & McEwen, B. S. (2018). Psychological stress and mitochondria: a conceptual framework. Psychosomatic Medicine, 80(2), 126–140.

17. Sinha, A., Hollingsworth, K. G., Ball, S., & Cheetham, T. (2013). Improving the vitamin D status of vitamin D deficient adults is associated with improved mitochondrial oxidative function in skeletal muscle. Journal of Clinical Endocrinology & Metabolism, 98(3), E509–E513.

18. Singh, A., Faccenda, D., & Campanella, M. (2021). Pharmacological advances in mitochondrial therapy. EBioMedicine, 65, 103244.

19. Kang, M. Y., Oh, T. J., & Cho, Y. M. (2015). Glucagon-like peptide-1 increases mitochondrial biogenesis and function in INS-1 rat insulinoma cells. Endocrinology and Metabolism, 30(2), 216–220.

20. Batterson, P. M., McGowan, E. M., Stierwalt, H. D., Ehrlicher, S. E., Newsom, S. A., & Robinson, M. M. (2023). Two weeks of high-intensity interval training increases skeletal muscle mitochondrial respiration via complex-specific remodeling in sedentary humans. Journal of Applied Physiology, 134(3), 339–355.

21. Binienda, A., Twardowska, A., Makaro, A., & Salaga, M. (2020). Dietary carbohydrates and lipids in the pathogenesis of leaky gut syndrome: An overview. International Journal of Molecular Sciences, 21(21), 8368.

22. Gu, C., Yan, J., Zhao, L., Wu, G., & Wang, Y.-L. (2022). Regulation of mitochondrial dynamics by aerobic exercise in cardiovascular diseases. Frontiers in Cardiovascular Medicine, 8, 788505.

23. Yilmaz Balban, M., Neri, E., Kogon, M. M., Weed, L., Nouriani, B., Jo, B., … Spiegel, D., & Huberman, A. D. (2023). Brief structured respiration practices enhance mood and reduce physiological arousal. Cell Reports Medicine, 4(1), 100895.

24. Lee, P., Smith, S., Linderman, J., Courville, A. B., Brychta, R. J., Dieckmann, W., Werner, C. D., Chen, K. Y., & Celi, F. S. (2014). Temperature-acclimated brown adipose tissue modulates insulin sensitivity in humans. Diabetes, 63(11), 3686–3698.

Break Free from Fatigue

피로해방
지치지 않는 내 몸을 위한 미토콘드리아 회복법

1판 1쇄 인쇄 2026년 3월 13일
1판 1쇄 발행 2026년 3월 25일

————

지은이 박선영

————

펴낸이 백성빈
펴낸곳 반니출판
주소 서울시 서초구 서초중앙로 69 806호
전화 02-6204-0491
전자우편 banni@banni.co.kr
출판등록 2025년 10월 13일 (제2025-000266호)

————

ISBN 979-11-24280-46-1 03510

————